JN121748

免疫力は心で高まる

30代編

はじめに

今年は新型コロナウイルス一色の年となりました。

「感染を予防する」と聞くと、マスク、手洗い、うがいですがもっと大事なのは、心を整える事です。


人間は、不安により死に至る生物です。

身体は心の器だからです。


免疫力をあげると、身体の抵抗力があがり、病気との戦いに勝つ事ができます。

現代人は、何かの勘違いからか、弱さの存在によって勝たなくても生きていけると思っています。


いやいや、現状はそんな甘くありません。

生きるという事は、常に判断と、戦いの連続なのです。

戦争が終わり、生きる厳しさを知らない時代になると、小競り合いのような、争いを自分で引おこしている人に出会います。

自分で勝手に大変な状況に置かれたと思い込む人がいます。

私はそれをコップの中の嵐と呼んでいます。

自分自身がコップで溺れていると認識できれば、そこからどう抜けだすかを考え、実行する人は溺れても助かります。

溺れている事を否定していては、そのまま溺れて、そこで死んでしまう人もいます。

この新型コロナウイルスについても、同じ事がいえます。

もちろん、そこには経済的なメンツも存在しています。

人ごとではなく、自分の事として、ウイルス罹患についてとらえられているか、必要以上に不安と恐れを持っていないか、それを自分に問われているんだと、理解しましょう。

罹患して当然でも、罹患しなくて当然でもありません。
今は生活を見直し、考えかたを見直し、反省と慎重が大切です。

今は孫子の兵法的に言えば、「くすぶりの時」です。
くすぶり続けるのが、長いほど、大きなチャンスを掴める、自分に変わります。
ぜひ楽しんで、くすぶって下さい。

新型コロナウイルス対策

私は、「病気は免疫力を上げて自分で治すものである」という考え方から、日頃の運動や適度なストレスが大事だと思っています。

今、メディア等で新型コロナの怖さ、対策法が取り上げられていますが、参考にして、できることは精一杯やりましょう。

出来ないことは出来ないと理解し、不安や恐れを無くしましょう。

この不安や恐れが、ストレス過剰になり、あらゆるウイルスや細菌に感染しやすくなります。ストレスが免疫力を下げるからです。

もし、罹患してしまっても、自分の身体の免疫力に自信を持ちましょう。

今の医療では、他の病気と同じく、対処策はありません。

闇雲に対応しない側を批判しては、余計なストレスを増強させる事になります。

ただ、身体にしたがい、眠ることを第一に水分や栄養をとることを第二に、身体を思いやり、休めばからなず良くなります。


寒ければ温めて、暑ければ冷やします。

食べれなければ、食べなくても良いです。

回復できれば、食べれるようになります。


無理しないでください。

罹患されてる方もされてない方も、心と身体を大切につかいましょう。

第1章

人生100年時代、30代の生き方で人生が大きく変わる！

「人生100年時代」という言葉が世間に浸透し始めました。

これからの生き方でその後の人生は大きく変わります。

これからは他人に振り回されず、勇気を持って「自分」を中心に生きてみませんか?

特に現在の30歳代くらいの若手は「失われた20年」と呼ばれる平成の不況の中で育ちました。

これからは人口減少・超高齢化社会が予測される社会で生きていかなければなりません。

年金に関して、2019年6月の金融庁の報告書が問題視され、不安を感じている方も多いでしょう。

さらに消費税も10%へ増税されたのもつかの間、早くも次の増税が噂されています。

このように現在の30歳代は周囲に振り回されながら生きてきたのです。

あなたも自分を押し殺し、周囲の流れに沿った経験があるのではないでしょうか？

「働き方改革」によりワークライフバランスや多様な働き方が重視され始めました。

「出世して管理職になるより、一般社員のほうが働きやすい」という意見も耳にします。

高度経済成長期の時代は、家庭より仕事を優先させる風潮がありました。

仕事ができると誰よりも自慢できるくらい鼻が高かったのです。

夫が一生懸命に働いてお金を稼ぎ、妻は家を支え、子供が感謝をする。

これが理想の家族のあり方でした。

しかし、今の時代は違います。
仕事ができるだけでは認められず、子育てや家事を夫婦で分担する社会となりました。

みんなが会社での出世を目指す競争社会ではなくなり、個人の価値観を大切にすることができる時代です。
生き方の選択肢の自由が増えるため、自分の最も大切なことがわかりにくくなってしまいます。

そのため、「自分」を中心にした生き方が大切になってくるのです。
この時代に私達はどう生きていくべきか、そして本質を掴むために何をすべきかを考えていきましょう。

古い会社の体質に振り回されるな!!

30歳代の方の多くが会社で働いているでしょう。自営業者も増えていますが、自営業者といえども会社と関わる機会は多いはずです。

自分が働く会社の「体質」について考えたことはありますか?会社の体質とは、会社が持っている独自の雰囲気のことです。

体質の古い会社では、理不尽に仕事を押し付けられ、プライベートを犠牲にするような雰囲気や、本質から外れた世間体を気にする慣習が残っています。古い会社の体質に振り回されるのはやめましょう。

仕事を頑張ることが悪いと言っているのではありません。

あなたの人生をより良いものにするために仕事や会社と付き合ってください。


古い会社の体質が変わらない原因は、シンプルに考えられない人がリーダーに立っていることです。

あなたの会社のリーダーは柔軟な考え方ができる人物でしょうか？


戦後のリーダーは非常に柔軟でした。

なぜなら、戦争中は常に生命の危機にさらされ、判断を間違えると生き残れなかったからです。


リーダーである自分だけでなく、部下の生命を背負った判断を迫られました。

そのため、物事の本質のみを見なければならなかったのです。

古い体質の会社のリーダーは、高度経済成長期のやり方を引きずっています。戦時中さながらに状況の変化の激しい現代において、リーダーは柔軟でなければなりません。

物事の本質だけを見ることができれば、間違った思いや行動をしても、評価できるようになり改善ができます。

自分の立場にこだわらず柔軟なリーダーの考え方を取り入れ、古い会社の体質に振り回されないようにしましょう。

30歳代はストレスフルな年代

食や精神面など、若者にとってストレスの多い社会になっています。

日本生産性本部の調査によると、「心の病」に侵されている人の割合が最も多いのが30歳代だと明らかにされました。

また、厚生労働省の「労働安全衛生調査」においても、30歳代が全年齢で最もストレスを感じているとの結果が。


このように30歳代は強いストレスに晒されています。

「ストレスは万病のもと」であり、成人病やがんは30歳代でも発症します。


老化によって免疫力が落ちるのはお分かりだと思います。

老化の影響が小さな若い世代でも、ストレスにより免疫力が落ちているのかもしれません。

30歳代でストレスを溜めがちなのは、生真面目で他人に尽くしすぎる人です。

「こうでないといけない。」

「この方法しかない。」

「自分を我慢させれば、大丈夫。」

「相手の表情や空気を読むことで、自分の居心地を良くする。」

このように必要以上に自分を我慢させると、ストレス度が高くなってしまいます。

ストレスを上手く発散できないのも、ストレスにより免疫力が低下する原因の一つです。

しかし、ストレスを発散させようと暴飲暴食や喫煙、ギャンブルに走るのはやめましょう。

これらのストレス解消法は一時的な効果しかなく、健康を害する危険を伴います。


ストレスを過度に恐れる必要はありません。

適度なストレスがないと生きられず、逆にストレスがありすぎると病気になってしまいます。

このように認識しておきましょう。

ストレスフルな30歳代はいかにストレスと上手に付き合うかで健康に過ごせるかが決まります。

若さこそ、エネルギー

30歳代のストレスによる病気の話をしました。

30歳代は若く、大きなエネルギーがあります。


そのため、間違えた治療を受けても根本治療ができ、時間はかかりますが治癒できる可能性が高いです。

しかし、免疫力が激減するような治療を繰り返すのはやめましょう。

免疫力の低下が急激におこり、死に至ってしまうことも忘れないで下さい。


死は誰にでも訪れます。

同じ死でも、エネルギーが強い状態での死は老衰と違い、苦しいものです。

「ただ死んでしまうより、日本人として恥ないように」と自殺をしていた時代がありました。

若くして自ら死を選んだ方の心境や苦しみを想像すると心苦しくなります。若さには大きなエネルギーが伴い、そのエネルギーが自分を苦しめることがあるのです。

うなぎの稚魚を空輸する時、ストレスが全くない状態では8割の稚魚が死んでしまいます。

刺激がなさすぎる環境ではかえって健康を害してしまうのです。

対策として天敵のピラニアを入れると、稚魚は適度なストレスを受けることができます。

もちろん、ピラニアに食べられてしまう稚魚もいますが、結果的に8割の稚魚が生き残るのです。

適度なストレスは人間にも欠かせません。

特に30歳代はエネルギーに満ちあふれており、ストレス管理が上手くいかないとエネルギーが自分に返ってきてしまいます。

適度な危機感がないとストレスが不足し、危機感を持ち過ぎると、余計な不安や心配による過剰なストレスに苦しむでしょう。

ストレス管理が上手くいくかは自分の度量によって左右されます。

度量とは人としての器の大きさです。

度量が大きい人は、ちょっとしたストレスを気にしません。

度量の小さい人は、ちょっとしたストレスに過剰に反応し、精神を病みがちです。

では、度量の大きさは何によって決まるのでしょうか？


その答えは歴史上の偉人が教えてくれます。

坂本龍馬は西郷隆盛のことを「大きく叩けば大きく響き、小さく叩けば小さく響く」と評価しました。

この言葉は“相手の話の大きさに合わせた適切な対応ができる”という意味です。

つまり、度量の大きな「大器」とは相手に合わせた、適切な立ち居振る舞いができる人物なのです。


良く生きるため、幸せに生きるため、世の中に尽くすためには、この度量がとても重要です。

ぜひ度量の大きな人物を目指してみましょう。

30歳代のエネルギーは、30歳代にしかありません。

人生で最も気力も体力も充実しており、活躍できる時期です。

怖がらずに自分の力を試し、多くの人に会い、実践しましょう。

本をたくさん読んでも、実践をしなければ自分の血肉にはなりません。


勇気を持って体験していく。

人間関係や世の中の矛盾に対しても、体験を積み上げて、良い部分だけを自分のものにしましょう。

30歳代の若いエネルギーの有効活用がその後の人生を切り開いてくれます。

第2章

知らないとまずい体のこと

食品添加物をまず知ることから始まる

『食品添加物』という言葉を耳にする機会は多いと思います。

食品添加物は食べ物の品質を保ち、廃棄物を減らすためには欠かせない存在です。

しかし、便利である反面、危険性も併せ持つことを知っておかなければなりません。

「食品添加物の神」と呼ばれ、ミートボール開発に貢献された安部司氏の著書「食品の裏側」に衝撃的な内容が記載されています。

著書には「食べられないものが食べ物になってしまった。私はそんなものを開発してしまった」という後悔が書かれているのです！

「妻や娘達が食べようとしているミートボールを取り上げたらひんしゅくを買ってしまう。」

「だけれども食べさせたくない。」


このような、ミートボール開発者の後悔には衝撃を受けました。


よくSF映画やロボットの開発などで似たような場面を目にすることがあります。

「世の中を豊かにしたい！」という熱意で頑張る開発者。

その裏で開発を悪用してお金儲けに使う人達。


結果として、何も知らない人たちが不利益を被ってしまいます。

どちらが悪いのでしょうか？

本来開発者は悪くないはずですが、責任が全くないとは言えないでしょう。


話を戻しましょう。


前述のミートボール開発に貢献した安部司氏は、食品添加物の商社に勤務していました。

しかし、ご自身が開発した大量の食品添加物が入っている粗悪な肉を使ったミートボールを、我が子がおいしく食べている姿に愕然し、即刻退社を決断しました。

一転、現在は全国に「食品添加物の問題と危険性」の講演活動を広げています。

ミートボールだけではありません。

現在の食品は物凄い量の食品添加物が使用されています。

健康への悪影響が心配ですが、食品の保存や賞味期限の延長のために必要でもあります。

何が良いとか悪いとかではありません。


そもそも私達人間は動物です。

人工物に対しての消化能力は低く、病気の元になる可能性があることを知ってください。

しかし、厄介なことに持って生まれた身体の免疫力により、一律に体に変化があらわれません。


だからこそポイントは悪いものを取らないではなく、消化を意識することが重要なのです。

以下は消化に悪影響する行動の例です。
少しずつ改善していきましょう。

・よく噛まず食べる
・冷たいものばかり食べる
・沢山食べる
・お酒やタバコ

お酒やタバコなどが身体に悪影響を及ぼすのはわかりやすいです。
それだけではなく、食べ方一つで肝臓や肺に影響を与えることが実証されています。
もちろん食品添加物を意識するのは重要です。
しかし、ある程度の食品添加物をとってしまうのは仕方がないので、まずは食べ方を意識してみてください。

食品添加物の身体への影響の実証には10年、20年の期間が必要です。

しかし、それができない複雑な事情があります。

そのため、自分の身体の消化能力に合わせて、食べ方や飲み方をまず意識しましょう。

身体の異変に気づくポイントがあります。

それは、身体に合わないものを合わないタイミングで摂取してしまうと、胸焼けや下痢、便秘、肩こりなどの症状が現れることです。

これらを無視してしまうと、病気になってしまいます。

大事な身体ですので、病気になる前に対処しましょう。

見えないものだからこそ食べ方や飲み方に意識し小さな変化を感じ取る練習をしてみてください！

アルコール、添加物は肝臓がかなり頑張って分解を助けている

私達が普段、食事やアルコールを摂取すると身体の中で分解・代謝が起こります。

その代表的な場所が肝臓です。

アルコールは肝臓でアセトアルデヒドという有害物質に分解されます。

その後、アセトアルデヒドは無害な酢酸へと分解が進み、最終的には水と炭酸ガスになります。

このアセトアルデヒドは毒性が強く、二日酔いの原因ともなる物質です。

アルコールを沢山飲むと利尿作用によりトイレに頻回に行きたくなったり、代謝が悪くなって全身が浮腫んだりします。

不必要に体の水分を失ってしまう上に、本来排出されるべき老廃物や有害物質が身体に滞納してしまい不健康な状態になってしまうのです。

これは皆さん経験があるのではないでしょうか。


また、タンパク質は胃や腸で分解され、アンモニアという毒素が生じます。

このアンモニアは肝臓で無害な尿素に分解されて排泄されるものです。

添加物を分解・代謝しているのも肝臓であり、摂取しすぎると毒素の分解で肝臓が大きなストレスをかける状態となります。

お酒を飲んだり外食をしたりした翌日、身体が重く食欲がなくなり寝ていたい、といった状態になったことがある方は多いでしょう。

これは悲鳴を上げた肝臓を休めているのです。

肝臓の悲鳴を無視して働き続けたり、食べ続けたり、飲み続けたりすると、がん細胞が作られ身体は防御反応を示します。

細胞が損傷すると新しい細胞で補うのが正常な流れですが、新しい細胞をつくる力がない場合はがん細胞で補うのです。

がんになることは身体側からすれば仕方がないことかもしれません。

心側からすると死の危険を感じ、がん細胞を敵として撲滅したくなるものです。

しかし、そう上手くはいかずに不安になってしまいます。

この心の不安につけ入る、産業も存在します。

医師や看護師だってその片棒を簡単に担いでしまいます。

がんは嫌なもの。
でも、がんになって素直な気持ちに気がつけることもある

がんは嫌なものです。

わたしもがんを恐れ、毛嫌いする一市民です。

長年、医療に携わってきて、つくづく思うのは、病気は人生においての修行である、ということです。

病気になることで気持ちの変化が起こり、身近な幸せにも気がつくことができます。

幸せの45％が健康だと、「幸福論」に書いてありました。
果たしてそうでしょうか。
身体が辛くても、がんであっても、生きていること自体が幸せならば、幸せです。

ただ、病気になると気持ちは暗くなります。
とても幸せとは言い難い状態です。
特に、がんになると幸せを感じることは大変困難でしょう。
それは不安な気持ちが心を支配してしまうからです。

しかし、気持ちが暗く後ろ向きの状態では病気は良くなりません。

幸せを実感していくことで、病気は良くなっていきます。

「現実逃避をしましょう」という意味ではありません。

がんになったことで真の意味で自分の素直な気持ちと向き合えるようになります。

自分の素直な気持ちと向き合うことは幸せには欠かせません。

がんになることで本当の幸せに気がつき、それが療養の近道となるのです。

ただ、治療についての判断は、孫子になりきってしなければなりません。

孫子の言葉に「彼を知り己を知れば百戦して殆うからず」というものがあります。

敵の実情をよく知り、それと同じように己の実情もよく知ることで１００戦しても負けることはない、という意味です。

がんの治療は情報戦であり、病気についてはもちろん、自分のことも深く知らなければなりません。

言い換えれば、がんになることは自分の身体や気持ちを知るチャンスだ、ということです。


身体に素直に生きていきましょう。

新しい出会いがあるかもしれません。


「今までの生き方は間違っていた…。自律神経を調整して、がんを治す生活にするぞ！　優先順位を再確認して、楽しく生きてやる！」

このような前向きな気持ちが幸せと健康を呼び込むのです。

体調より重んじられる、信仰。食べるよりも、断食が病気を治すこともある

「断食はしんどい」

「体力を使う」

このような話を聞いたことがあります。

〝イスラム教の人が日の出ている時に飲食しない〟ラマダンという行事を知っていますか？

人によってはラマダン期間中である日の出から日の入りまで時間に、唾液を飲み込むことさえしないと言います。

当然、身体への負担は大きく、断食を行うのは心身ともに健康な者に限られ

ており、それでも脱水や低血糖などで身体を壊すことは珍しくありません。
身体を壊すリスクよりも信仰が重んじられるのです。

しかし、断食をすることにより普段の食事や生活習慣について見直すチャンスを得ることができます。
空腹により自分の素直な気持ち、本当に大切にしたいことにも気がつけるでしょう。

そう、食べることよりも、断食が病気を治すこともあるのです。

そして、現代社会は欲を満たすために食事をしています。
栄養を維持するという名目で暴飲暴食してしまうのです。
これは欲のほかなりません。

欲のために暴飲暴食し、消化器官に負担をかけてしまう人は、定期的な断食により胃腸を休ませ、自分を見つめ直す時間が必要です。

サプリメントや免疫力の話

飲むと内臓にストレスを与えるサプリメント。

肝臓、腎臓、膵臓の働きは、身体の中の老廃物を体外に排泄させるものです。

お酒は昔から、「百薬の長」と呼ばれています。

しかし、アルコールを摂取すると、胃から直接吸収され、肝臓工場が働きます。

飲めば飲むほど、働きは早く、長く続きます。

また、消化吸収に膵臓の働きも欠かせません。

腎臓は身体に必要なタンパク質や糖質を濾過し残し、毒物であるアンモニアを排泄します。

この説明で良くわかりますが、アルコール、食事でさえ消化できるまで、内臓にストレスを与えます。


ましてや、科学的に作られた、薬やサプリメントは、保存させるものも含めて、身体に有害な副作用を起こします。

副作用のない、化学薬品は、存在しません。

消炎鎮痛剤も、痛みのたびに飲んだりすると、痛みを紛らし何が原因でおこるのか、突き止められない状態になりますので、ここ一番助けて欲しい時、それを乗り越えるだけに使って欲しいと思います。

日本人は、優しい薬師如来様の愛情を薬を飲むことで感じ、免疫力が上がる高等な民族みたいです。

そして、サプリメントは長期的に飲まない、合わないならすぐやめる、素材を選ぶ、肝臓、膵臓の弱いひとは、反応が顕著に出る可能性もあります。身体の声をよく聞きましょう。

肝臓や膵臓が悪いとか弱いなどのバロメーターは、体質にもよりますが、お酒が弱い人、疲れやすい人です。

第3章

自分の体を幸せ体質にコントロールする方法

閉塞的な暗い空気が社会を取り巻いているのは、どうして？

私たちは物に溢れ、自由な社会を生きているはずなのに、閉塞的な暗い空気が社会には蔓延しています。

閉塞的な暗い空気の正体は何でしょうか？

電子機器などを手掛ける京セラの創業者であり、日本航空（ＪＡＬ）再生にも貢献した稲盛和夫氏は、社会の閉塞感の正体を「多くの人が生きる意味や価値を見いだせず、人生の指針を見失っているからではないか」と考えています。

仏門に入っている稲盛和夫氏は、魂（心）を磨くことがこの世を生きる意味と考え、彼の著書にはそのためのメッセージが詰まっています。

仏門に入ることになったのは、幼少期に叔父さんの結核が自分に罹患したことを経験したことがきっかけでした。叔父さんを介護していた母や父には罹患せず、結核にうつりたくないと部屋の前を息を止めて通っていた自分だけが、罹患したのです。このことから魂（心）を磨くことがいかに大切かを知りました。

稲盛和夫氏は企業経営を学ぶ「盛和塾」の塾長を務めています。

彼は経営者としてのノウハウをただ伝えるだけではなく、どんな人にでも共通する道徳的観念として自分の意見を述べました。

このような現代だからこそ、強く思い、実現を信じて前向きに努力を重ねていきましょう。

それが人生においても、また経営においても目標を達成させる方法の一つです。

そして、まじめに一生懸命に仕事に打ち込みましょう。

精神的な豊かさや人格的な深みを獲得することができ、趣味や遊びからは得られない、心から湧き上がるような喜びを味わうことができます。

また、己のためだけに利益を求めるのではなく、周囲や社会の利益を考えましょう。

時には自分が損をしてしまうことも受け入れるべきです。

「情けは人の為ならず」ということわざがあります。

世のため人のための精神はめぐりめぐって自分にも利をもたらし、その利を大きく広げるものです。

思いを実現させる！
求めたものだけが手に入るという人生の法則

「人生は思うようにならない──」

人生の理不尽なできごとに対して、つい嘆いてしまうことがあります。

まず自分の人生について向き合い、想像して思い通りの人になるような行動をすることが大事です。ここで、自分で一度考えたことが、決して正しいことではないこともあります。

理不尽な人に出会う時、理不尽な人は自分の中にもいます。それを自身の理不尽を改める機会ととらえましょう。この世で起こることはすべて勉強です。

問題が生じた時、問題の本質がいかに大切か、この本を読んで身につけていって頂きたくお願いします。

物事の本質を見る

「本質を見る」と聞くと、とても難しいように感じますが、考え方の基本を変えていくと、簡単に見えるようになります。だから、30代が大切です。30代で出来ていない方は、変化はしにくいですが、どこかでやっておかれると、老後の自分が違ってきます。

一回できるようになったと錯覚している人ほど、自分の考え方に固執してしまいます。常に自分に問いかけと、失敗したときにどうすれば成功するのかを突き詰めて最高の結果を出し切ります。この時、私は夜叉になる自分を感じます。出し切らなければ落ち着かないわけです。出し切ると、同じ失敗を起こさないことにつながります。

本質を見る事を意識しておけば、人生における失敗が大きく減ります。

仕事をきちんとされていなかった人に多いですが、他人に迷惑をかけていても、迷惑をかけている自覚のない人がいます。周囲をとても不幸にします。本意でないのに、他人を不幸にしてしまうと感じる人は多いのではないでしょうか？　それが、悪いということをまず知るところから始まります。その上で勉強してもらえば、本当の幸せを皆に届けることができ、自分自身も幸せと感じることにつながります。

「仕事」は、心を磨き、高める一番の方法

日本人は「謙虚さ」を美徳としてきました。

生きていく上で「オレが」「私が」という自己主張も必要です。

しかし、謙虚さに代表される日本人の「美しい心」を忘れつつあるのは、この国の社会にとって大きな損失なのです。

自分の有している能力や果たしている役割は、たまたま天から与えられた借り物でしかありません。

才能や手柄を私有、独占することなく他人や社会のために使うべきです。

謙虚さの本質はそこにあると考えています。

戦後の日本は経済成長至上主義が背景にありました。

人格というあいまいな基準ではなく、才覚という成果に直結しやすい要素を基準にして自分たちのリーダーを選ぶ傾向が強かったです。

物事に対し謙虚であり、社会全体の発展を優先するリーダーが多かったように思います。

最近は、リーダーの器ではない人物がトップに据えられることが増えてきました。

その結果が、近年多発する組織の不祥事に繋がったのです。

もっと広くいえば、今の社会に巣くう道徳的退廃も謙虚さの喪失が根幹にあるように思えます。

不祥事を起こした組織のリーダーが記者会見を行うことがありますが、責任者としての真摯さや誠実さはほとんど伝わってきません。伝わってくるのは責任逃れの意識ばかりです。

あれが社会のリーダーと呼ばれる人たちの振る舞いであるなら、今の子どもたちが大人を尊敬も信用もしないのも無理はないでしょう。

また、物事を成就させ、人生を充実させていくために必要不可欠な要素として「勤勉さ」があります。

懸命に働き、まじめに一生懸命仕事に打ち込むことによって、精神的な豊かさや人格的な深みを獲得することができるのです。

人間がほんとうに心からの喜びを得られる対象というものは、仕事の中にこそあると考えましょう。

趣味や遊びの楽しさは一時的なものです。

決して心から湧き上がるような喜びを味わうことはできないはずです。


遊んでいるときよりも、仕事に喜びを感じる精神性。

単純労働であっても、そこに創意工夫をはたらかせて仕事を楽しく効率的にする向上心。

他人から強制されて「仕事をさせられている」のでなく、自分が主体となって「仕事をする」ための知恵。


同じ仕事、同じ労働でも、心構えが違うことで結果は大きく違います。

世のため人のために生きる

会社は利益を上げなければ存続できないものです。

誰しも「お金を儲けたい」「豊かに生きたい」という欲はあって良いでしょう。

しかし、その欲を自分の範囲にのみ留まらせてはいけません。

人にもよかれという「大欲」をもって社会全体の利益を望みましょう。

世のため人のためめの精神はめぐりめぐって自分にも利をもたらします。

利は大きく広くなり、結果として自分にもより多くの利益をもたらすのです。

30歳代になる方達は、今まで両親や社会のさまざまな人達のお世話になってきました。

これからは社会人の中核としての役割が期待されます。
今度は社会に対して、お世話になった人達に対して、お返しをしていく番です。

社会人の中核になったのですから「人から何かをしてもらおう」という気持ちでいるのはやめましょう。
「してもらう」側から「他者貢献する」側へと、立場を１８０度変える必要があります。

他人から「してもらう」立場でいる人間は、足りないことばかりが目につき、不平不満ばかりを口にします。

しかし社会人の中核になったら「他者貢献する」側に立ち、周囲に貢献していかなければならないのです。

弱肉強食のビジネス界においても世のため人のためという精神を大事にしなくてはなりません。

「徳」を積むことを覚えましょう。

世のため人のためという「徳」は、困難を打ち破り、成功を呼ぶ強い原動力になるのです。

結果を焦らず、とめどもない流れに従う

人生にはチャンスがあります。

「地の利」「人の輪」「天の時」と言われるものです。

「地の利」は場所、環境です。

自分がどの様なところで経験を積んできたか、どのような人と関わったか、どういう内容を身につけてきたか、世の中に対して、人に対して悪いことをしていないか、法を犯し、心ない仲間とともに世の中を斜めから見て、文句ばかり、愚痴ばかり言っていないか。

「人の輪」は、自分の目標（世のため人のためにつくす）と同じ目標を持つ仲間をどのくらい集められているかです。また、人の持つ力は、前向きな時にこそ発揮できます。その発揮させられる器に、自分を育てられているかです。

本質を見て正しい行いをして、人を助け続けることで、人望を得ることができます。

また、言葉で相手に伝えなければ、これは伝わりません。言葉をつくして説明し、やる気を起こさせる関わりが必要なのです。

「天の時」。

文字通り、神様がご準備下さる「時」です。「チャンスの神様は前髪しかない」って聞いたことはありますか？チャンスの神様は、かなり怖い顔で前から迫ってやってくるので、思わず避けてしまうと、チャンスを掴めません。通り過ぎてからチャンスだったとわかっても、前髪しかないので、後ろからは掴めないのです。

日々の生活がだらしなかったり、努力しない人、勇気を出せない人は、このチャンスを平気で逃します。

皆同じチャンスに巡り会いますから、日頃から自分を律し、心を高めていきましょう。

「地の利」「人の輪」「天の時」をうまく、自分の「物」にできるかがチャンスを掴めるかの鍵になります。

一生懸命働く事、感謝の心を忘れないこと、善い思いや正しい行いに努めること、素直な反省の心でいつも自分を律すること、日々の暮らしの中で心を磨き、人格を高め続けること。こんな当たり前のだけど、身につけなければできないことを、日々振り返り、やり続けていけば、絶対に神様はピンチを助け、守り、チャンスを与えてくださいます。

身体は心の器

病気になるのは身体が原因だ、と皆さんは思っているかもしれません。
しかしそれは大きな間違いです。

身体は心の器です。
そのため、心の活動が身体に大きく影響するのです。
もちろん、生活習慣も影響しますが心の影響が大きいです。

そして、病気になるもう一つの原因は遺伝的要因です。

ここまで、物事の捉え方や生き方についてご説明してきました。
心のクセ、生活習慣、遺伝的要因が病気につながってしまうことを理解しましょう。

心のクセを治すことが重要なポイントです。
これからは、心のクセの治し方を皆さんに伝授していきます。

では、いったい心のクセはいつ頃できるのでしょうか。私は、子供の時に深くかかわる人の言葉や態度が、大きく影響を及ぼすのではないかと考えています。

たとえば、ネガティブな言葉や態度を持つお母さんやお父さん、または学校の先生達のネガティブな心のクセも子供たちに伝わります。経験や勉強したこと、さまざまな成功体験や失敗体験も心のクセに影響を及ぼします。

仕事を始めてからは、上司などからしかられたり、決めつけられたりすることもありますが、その内容が自分の心と一致しているときに心クセになります。

前世での記憶はありませんが、私たちは輪廻転生を繰り返しており、性格に影響を与えます。私なんかは、前世での罪を償うために、看護師をしているらしいです。

また、先祖については、悔しい思いや、つらい思いを残して亡くなった人にも自分のルーツが存在するため、その「思い」から逃れられないことが起こるようです。

そして、目には見えませんが、前世や先祖に影響を受けた「深層心理」も存在します。


深層心理はよほどでないと動かされません。

心の最も表面にあるのが「表面意識」、意識を動かすのが「潜在意識」、心の土台となるのが「深層心理」です。

心の最も表面の意識を変えることを3年続けると、潜在意識が変わります。

潜在意識が変わると、少しだけ深層心理が動きます。

心のクセは深層心理に由来し、深層心理を大きく動かさなければなりません。

つまり、心のクセを変えるには大変な労力を要するということです。

30歳代までに意識したい心のクセに目を向けよう!!

こだわりはその人の個性であり、その人らしさと言いかえることもできます。

しかし、こだわりが多すぎたり強すぎたりすると幸せにはなれません。

誰かに植え付けられたこだわりは、その人を不幸にもします。


「幸せとは、何か?」

この問いに対する答えをあなたは考えたことがありますか。

幸せの在り方は人それぞれ違うものです。

同じできごとを体験しても幸せに感じる人とそうでない人に分かれます。


そして、日本人は謙虚であることを美徳とされます。

しかし、謙虚も度を過ぎると卑屈な態度となってしまい、自分を不幸にしてしまいます。

そうなると、美徳どころか諸悪になりかねません。

謙虚はここ一番で使うようにしましょう。

謙虚の場所を間違えないことです。


一番気をつけて欲しいのは、自分よりも目下の人に対して必要以上に謙虚な態度を取らないことです。

度を過ぎた謙虚は卑屈な態度と捉えられてしまい、カッコ良く思われません。

目下の人は尊大な態度も嫌いますが、卑屈すぎる態度も嫌います。

人は自分よりカッコ良くないと、尊敬はできません。

知ったかぶりをする人はカッコ悪いです。

発言してしらけられることを恐れて、何も言えなくなっている人もカッコ良くありません。

人の第一印象は表情や仕草、服装などの見た目で85％決まると言われています。

周囲の影響を受けすぎず、自分自身をしっかり表現しましょう。

巷で流行っているものは、意図をもって流行らそうとしている物が多くあります。しかし、そこに本質は存在しません。自分が自然体でいることを阻害してしまうと、行き過ぎたこだわりにつながります。

この度が過ぎた謙虚は、治るまでに生きてきた時間かかると考えましょう。
あなたが今30歳であるならば、治すのに30年かかります。
意思を強くもって、自分を見つめなおしてください。

「生きていることは楽しいですか?」

この問いかけを何度も自分にして、心のクセの原点を振り返ってみましょう。

心のクセの原点が見つかると、自分の本当の気持ちに気がつきます。

よく悩んでさまざまな書物を読み、自分の声を聞いて、思いを書き出して、自分ととことん向き合いましょう。

夢ノート

人生は自分自身が、主人公で、自身自身がプロデューサーです。

それが早い時期にわかれば、自分の夢を叶える事ができるようになります。

夢ノートは、人生で何度も作ることで、夢を叶えるだけでなく、幸せも手に入れられます。何よりも、迷った時、苦しんだ時に正しい道を選ぶ助けになります。

人は道を踏み外す事がありますが、それは、世の中に翻弄されるからです。夢ノートが有れば、自分がどこに幸せを感じ、どこに愛を感じ、何が心地良いのか、わかるようになってきます。

まず、夢のない人は、ないと思っているだけで、自分と向き合い、夢をもっていいんだ！と思える事から初めます。自分自身に自信を持つ事です。

自分自身に自信が無ければ、誰かが褒めてくれても、素直に受け取れないだけでなく、無駄なストレスをつねに感じなければなりません。

そして、10年後の自分を、ありありと目に浮かぶように想像します。幸せそうな笑顔で、本を読んでいても、人と話をしていても、散歩していても構いません。服装や時計、宝飾品なども想像します。恋人や家族も想像します。どのような人物と一緒に過ごせば、満足するのか、自分より、知性や教養があった方が良いでしょう。それならば、それにふさわしい自分を想像します。

子供達の教育も、ゆるやかに笑顔でできているのが、理想かもしれません。

お金や生活の心配をしない方が楽だと思います。
そして、自分はなんて幸せなんだと満足しましょう。

そのイメージのまま、10年後の目標を立てます。

そして、その想像は全部忘れます。書き出しているので、大丈夫です。

現実に戻りましょう。わたしは今どういう状態なのか、自分の強みと、弱みを10個以上書き出します。

性格、癖、置かれている環境、貯金の金額や、家族（家族との縁はきれません）。将来自分の足を引っ張ってしまう要素が有れば、弱みになります。

性格などは、なかなか治せないのですが、自分は変える事ができます。しかし、家族を変える事はできません。自分が変わり、上手く付き合う方法を試していきます。

そして、10年後の目標と現在を繋げて、自分に足りているものと、足りていないものを考えます。

そして3年後どうなっていれば、10年後目標を達成できるかも、書いて置いてください。足りていないものをおぎないます。


そして、この一年で、やり遂げておきたい事を数多く挙げて、日々の目標にして行くことで、毎日の仕事が自分自身を引き上げてくれます。


そして定期的に、夢を見直す。目標を見直す。自分を見つめ直す。

書き出す、を続けていきます。頭の中で、こうしようと思っても、直ぐに忘れます。忘れても思い出す事で、定着していきます。

めんどくさがらず、楽しんで、自分の為に夢ノートを書いていきましょう。

嬉しい、楽しい、大好き

言葉には言霊が宿っています。

自分が口にしたり耳にしたりする言葉は大切にしましょう。

「アホ！　バカ！」や「死にたい」など、本気でなくとも言ったり聞いたりしていると、無意識のうちに影響を受けてしまいます。

「嬉しい、楽しい、大好き。」

「愛してる、ありがとう。」

「ついている、ラッキー！」

このような言葉に触れていると、心が明るくなり本来の自分が戻ってきます。

態度が正しくて真面目なのは、とても良いです。

しかし、心が正しくて真面目であることは、必ずしも良いことは限りません。

真面目さは時として、自分自身を追い詰め、周囲をも追い詰めてしまいます。

自分にとっての正しさが他人に受け入れられないことに、耐えられない心境になります。


10人いれば10通りの正しさが存在します。

自分の正しさを押し付けてしまうのはやめましょう。

自分の正しさを押し通しても不幸になると辛いものです。

みなさんには、幸福感を優先したバランスの良い心を持って頂きたいです。

幸福感を持つ事が得意になってくると、自分自身が好きになります。

自分自身が好きになると、好きになってくれる人が増えます。

「なんか、この人のそばにいたい。」

「なんとなく好きだ！」

このように思ってもらえるのです。


異性の場合も同じです。

恋人や配偶者を探している人は、好きになって欲しい人に「自分のことが好きだ」と伝えてみましょう。言い方を間違えると勘違いの元になることもありますから、言い方は考えることをおすすめします。また、出会うたびに感謝の気持ちを伝える事で、自分のことを好きになってくれる確立が上がります。

原因と結果の法則に従おう

私たちの存在する宇宙には、ある一定の法則が働いています。それは、心のなかで生まれた思いが現実となって現れることです。

この宇宙を動かしているのは、混乱ではなく、秩序です。私たちは混乱の中から学び、秩序によって安心感を持ちます。

心は想像の達人です。そして、私たちの心という道具を用いて、自分の人生を形作り、その中で様々な喜びや悲しみを自ら生み出しています。

私たちは、心で考えた通りの人間になります。私たちを取り巻く環境は、真の私たち自身を映し出す鏡に他なりません。私たちの人生は、ある確かな法則に従って創られています。私たちがどんな策略を用いようと、その法則を変えることはできません。自分の心をしっかりと管理し、人格の向上に努めている人たちは、「環境は思いから生まれるものである。」ということを熟知しています。きれいな思いはきれいな習慣を創り出します。自分の行いを律して、振り返り、改めていくことで、自分の心を清め、高めることになります。

身体は心と連動しています。清らかな思いを持てば、健康や若さを手にすることができます。

人を目標に向かわせるパワーは、「自分はそれを達成できる」という信念から生まれます。疑いや恐れは、その信念にとって最大の敵です。人は、もし成功を目指すならば自分の欲望のかなりの部分を犠牲にしなくてはなりません。

気高い夢を見ることです。そうすれば、あなたが夢見た人間になるでしょう。あなたの理想は、あなたの未来を予言するものに他なりません。

心を育てることが人格を形成することになります

私たちは心のなかで思った通りに結果を生み出す存在です。

とりわけ「人格」は、自分自身の思いの集合体です。

植物は種のない状態で芽生えることはありません。

同じように、私たちの行いも思いが先立ち、それによってあらわれます。

つまり、私たちは心のなかの思いによって行動し、その行動によって引き起こされた結果を感じ取るのです。

よって、邪悪な気持ちに支配されていれば、痛々しい感情に満ちてしまいます。

反対に、清らかな気持ちでいれば、日々喜びを感じることができるのです。

このように私たちの人生は、普段めぐらし続けている「思い」によって引き起こされています。

私たちの人生は、原因と結果の法則によって創られているのです。

そして、この法則は決して変えることができません。

原因と結果の法則が働くとき、正しい思いをめぐらすことで、気高く崇高なすばらしい人間になることができます。

一方で、誤った思いを抱えていると、自分の人生を破壊してしまうことさえあるのです。

人生の管理者は「思い」を持った人間です

自分の「思い」を管理しているのは、私たち一人ひとりです。

私たちは自分の「思いの主人」であり、「人格の制作者」であり、「環境と運命の設計者」であります。

人間は本来、困難な状況に直面しても、それに対応できる能力と理想通りの人生を歩むための力を備えています。

それにもかかわらず落ちぶれた状態のときは、自分自身を誤って管理しているのかもしれません。

自分の人生を深く思索し、人生を創る原因と結果の法則を発見してはじめて、人間は賢く自分自身を管理することができます。
そして、実りある人生を送るために必要な「思い」を抱くようになります。

自分自身の内面を観察し、意識的に管理しましょう。
思いを変化させるなかで、自分や周りの環境にどのような影響を及ぼすのかを忍耐強く分析していくのです。

そうすれば、人格の設計者が自分であり、環境と運命の設計もまた、自らが行っていることに気付けます。

このような飽くなき探求によって「原因と結果の法則」を知ることは悟りです。
同時に、知恵とパワーを獲得することでもあります。

どんな「思い」を抱くかによって、環境と身体が変化する
善良な心が、良い環境を創ります

「環境は思いから生まれるものである。」

自分の心を管理し人格を高めようとしている人は、この事実をよく知っています。

つまり、外側の世界である環境は、その人の心という内側の世界をあらわすように形成されます。

もしあなたが過酷な環境と戦っているのならば、あなたは自分の思いが生み出した環境と戦っているのです。

そのため、過酷な環境を打破したければ、まずは環境の原因となっている「思

い」を改善しなくてはいけません。

私たちは、環境を改善することには意欲的です。

しかし、自分自身の内側にある思いを改善することには意欲的には取り組めません。

なぜなら、自分自身を改善することとは、自己犠牲を払うことだからです。

真の自己犠牲とは、あらゆる邪悪な思いをなくし、気高く清らかな思いで自分自身を満たすことです。

もし、私たちが大きな自己犠牲を払い、自分自身を進んで改善に取り組んだとします。

そうすれば明確に設定した目標を達成することができるでしょう。

バランスの取れた幸福な人生を手に入れたいと願うのであればなおさらです。

私たちは良い結果を期待しながら、その結果と調和しない思いを抱くことがあります。
それは、みすみす目標の達成を遠ざけることに他なりません。
原因と結果の法則を理解しようと努めることで、その傾向も改善されます。

この法則は誰にでも完璧に公正です。
良い思いや行いが悪い結果を招くことは決してありません。
環境をよく観察することで、自分自身の状態を知ることとなります。

あなたの環境は、「あなたの心を映す鏡」です。
そのため、自分の心をコントロールすることで自分を取り巻く環境をコントロールすることができます。

きれいな「心」は、健康と若さにつながります

原因と結果の法則を理解すると、身体は環境と同じように人間が持つ心と連動していることに気づきます。

私たちの身体は、とても繊細で柔軟です。

心に対して素早く反応するようにできています。

そのため、不純な心は病気や衰退に、美しい思いは健康と活力に満ちた若さにつながります。

いくら食生活を改善したとしても、自分の心を改善しなければ、効果はほとんどありません。

つねに美しい心を抱くようにしましょう。

そうすれば病原菌の心配でさえ必要なくなり、自然と体に悪い食べ物を欲しなくなります。

もし自分の健康を望むのであれば、自分の心を強化し、思いを浄化しなければなりません。

身体から健康と若さを奪う原因となる、悪意や羨望、怒りを手放すことが重要です。

また、憂鬱そうな顔が創られるのも、偶然ではなく憂鬱な心によるものです。喜びや善意、楽しい思いで心を満たすことができてはじめて、強い身体と明るく幸せそうな顔つきが生まれるのです。

心と目標が結びつく時、夢が叶うんです

価値ある物事を成し遂げるには、「心」と「目標」を結びつけることが欠かせません。

しかしながら、目標を持たないがために人生を右往左往している人が多い昨今です。

目標は人が生きるための活力となります。

目標がないことで思い悩んだり、苦悩を味わったり、ちょっとした失敗で絶望してしまったります。

これは人間の弱さを表しており、失敗と不幸を呼びこんでしまうのです。

理にかなった人生の目標を設定し、目標達成に向けて気持ちを集中させ続けましょう。

自分をコントロールする能力を磨き、心を強化することにつながります。

たとえ目標達成に失敗してしまったとしても大丈夫です。

失敗を通して心の強さを身につけていけば、成功の確かな糧となります。

失敗は成功にいたる通過点にすぎないのです。

大きな目標がない場合は、目の前の「やるべきこと」に思いを集中させていきましょう。

なぜなら、やるべきことを着実にクリアしていくことで、集中力と自己コントロール能力が磨かれていくからです。

目の前のやるべきことをクリアし続けることでより大きな目標がおのずと見えてきます。

疑いや恐れを排除し「自分は達成できる」という信念を持ちましょう。

そうすれば、成功の果実を手にすることができます。

穏やかな心を持って夢を達成しましょう

世界で素晴らしい業績が達成されてきたのは美しい心を持った人々がいるからです。

人類が厳しい状況をくぐり抜けて来たのは気高い夢を掲げた理想家たちがいたからです。

人は、理想家たちのアイデアをよく覚えています。

なぜなら、彼らの心が現実化することを知っているからです。

たとえば、コロンブスは未知の世界への夢を抱いて世紀の大発見をしました。

コペルニクスはより広大な宇宙への夢を描き、それを証明することに成功しました。

このように心からワクワクする理想を抱いている人こそが夢を叶えられるのです。


原因と結果の法則に従えば、身勝手な願望を達成したとしても、本当の喜びは手に入りません。

一方、清らかな願望の達成を目指すときは生活に困ることはないでしょう。

もしも、現在の状況が困難なものであったとしても心配は不要です。

この瞬間から理想を抱き、理想に向かって思いをめぐらせましょう。
そうすれば心が自身のパワーを強化し、より良い人生を生きることができます。
富を築き、大きな影響力を得た人はこれまで粘り強い努力を続けてきました。
だからこそ困難を乗り越え、理想を手にしたのです。
あらゆる成功は努力の結果だと考えましょう。

穏やかな心を手に入れるには

穏やかな心は、粘り強く自己コントロールを重ねた後にもたらされる努力の賜物です。

成熟した人格を持ち、原因と結果の法則を理解している人だけが、穏やかな心を手にしています。自分の潜在意識に浸透できるように、3年を目途に具体的目標を掲げて努力することや、深呼吸や瞑想などを続けます

人間は自分の心によって創られた存在であると理解すればするほど、より穏やかになれます。

なぜなら原因と結果の法則は、すべての人間に共通しているからです。

この法則によってあらゆる物事を正しく眺められるようになります。

そうすれば、イライラしたり、悲しんだりすることをやめ、落ち着いて安定した心の状態を維持できるようになるでしょう。

穏やかな心を保てるようになれば、より大きな成功や影響力を手にすることができます。

なぜなら、穏やかな心を持つ人は多くの人々から愛され、慕われるからです。

しかし、世の中には身勝手な思いにより、自分の人生を苦悩で満たしている人もたくさんいます。

本当に賢い人々は、自己コントロールの力を磨き、心の中に巻き起こる激しい感情を制御しているのです。

心の平和という貴重な人格的要素を身につけることが、人間の究極的な目標だといえます。

心というものは、なかなか制御できないものです

自分が密かに抱いている思いを隠し通せるものだと信じ込んでいる人がいます。

しかし、それは到底不可能なことだと考えましょう。

思いを繰り返す　↓　人格が形成される　↓　環境が作られる　↓　運命が決まる

私たちは自分の環境を直接コントロールすることはできません。
しかし、方法によれば、自分の心は完璧にコントロールできます。
そのため、私たちは間接的に自分の環境をコントロールすることができるの

です。

心をコントロールしていくのは、至難の業です。ゆえに生きているのかもしれません。

未熟な人は、コントロールが必要だということ自体に気づかないからです。発散することでコントロールしようとはしますが、この時の心がどうなっているのかを理解できないまま、それを行います。

一度立ち止まり、心の声をしっかり受け止めることを進めます。前述した夢ノートを参照してください。

自分の環境を創っているのは、自分自身です。

たとえば、血糖値や中性脂肪が高い人は糖尿病のリスクを抱えています。

このような方は糖尿病になりたくないと思いながらも次のような行動を取りがちです。

生活習慣は、暴飲暴食で睡眠時間が少ない　↓　薬やサプリを飲んで症状をごまかす　↓　自身の生活習慣を改めることをしない

人間は良い結果を望みながらもその結果と調和しない思いをめぐらせることがあります。

良い結果の達成を望みながら、自ら妨害し続けているのです。

健康になりたくても摂生することなく楽をしていては健康になれません。

多くの人は環境を改善することにはとても意欲的ですが、自分自身を改善することにはひどく消極的です。

自分自身を改善することは、真の意味での自己犠牲を払うということにほかなりません。

真の自己犠牲とは、心の中からあらゆる悪いものを取り払い、心の中を良いものだけで満たそうとする作業です。

私たちに苦悩をもたらす環境は、私たち自身の精神的混乱の結果です。
私たちに喜びをもたらす環境は私たち自身の精神的調和の結果です。
喜びは正しい思いの結果であり、苦悩は誤った思いの結果なのです。

恐れは人間を弾丸にも劣らぬ速さで殺すことさえあります。
病気を恐れながら生きている人たちは、やがて病気を実際に手にします。

あらゆる種類の恐れが身体を混乱させ、混乱した身体は病気に対して無防備です。

たとえば、戦争では兵隊がたくさん餓死してしまうことがあります。

それはお腹がすいて死んでしまうのではなく、明日食べるものが何もないという恐れから絶望して死んでしまうのです。

恐れが人を死に至らしめるのです。

間違った思いからは、汚れた血液ができ、きれいな心からはきれいな身体が創られます

いくら食生活を改善しても、自分の心を改めようとしない人間にはほとんど効果がありません。

しかし、つねに清らかな思いをめぐらせるようになったとき、人はもはや病原菌を気遣う必要さえなくなります。

清らかな思いを持つ人は、無意識に身体に悪い食べ物を避けるのです。

身体は心の入れ物です。

身体は心の中でめぐらされる心につねに従っています。

意識的に選ばれる思いであろうと反射的にめぐらされる思いであろうと、まったく関係ありません。

身体は暗くけがれた心に従い、病気や衰退へと沈んでいくことがあります。反対に、楽しく美しい思いに従い、健康と若さの衣を身に纏うこともあるのです。

きれいな心はきれいな習慣を創り出します。

自分の心を強化し、きれいな習慣を身に着けた人間は、病気から無縁になります。

もし、あなたが自分の身体を完璧な状態にしたいのなら、まずは自分の心を守りましょう。

身体を再生したいのであれば、心を美しくすることです。

悪意・羨望・怒り・不安・失望は、身体から健康と美しさを奪い去ります。

憂鬱な顔は憂鬱な心によって創られます。

醜いシワは、愚かな思いや理性を欠いた思い、高慢な思いによって深く刻まれます。

たとえば、「年をとっても若々しく魅力的な人」と「若いのにいつも疲れた顔をして暗い人」両者では明らかに心が違います。

信念を持つことでパワーが生まれます

疑いや恐れで頭がいっぱいになったとき、人は忙しくこの感情に支配されます。この感情の支配を乗り越えた時、心は強靭なパワーで満ち溢れ、目標達成に導いてくれます。

信念を持つこと、世のため人のために自分自身を使い周囲にも自分にも認められる人間を形成することが、生きていくことだと、私は考えます。

信念があれば、ちょっとした人の意見や誹謗中傷にも、耳を貸す必要もなく、また応援してくれる人たちに出会います。

これが、「人の輪」につながりますが、信念を持って行動しなければ、この応援してくれる人たちに出会うのはとても困難です。

ここで少し私の話をします。

私が20代のころ、売り上げ5億の看護師主体の会社を作るというのが目標でした。

看護師はその看護教育の中で、経営というものを全く勉強しません。それどころか全人的愛情をもって自分を使ってしまう、どうしようもない人の良さとボランティア精神があります。

この感覚が、他の企業活動の中には、存在すらしないことに驚きました。

ある意味えらいな、素晴らしいなと褒めてもらえる看護の性質が、事業をしていくことの足かせ、邪魔になってしまいます。

しかし私は、必ず両立するはずだという信念を持っていました。

会社の本質は、企業活動を通じて社会に貢献することです。

訪問看護で、一件一件の利用者様を満足させ、会社を大きくし、看護師がより良いお給料をもらえる道もきっとあるはずだと思いました。

看護の仕事は、頑張ったら患者様からありがとうという言葉をもらえますが、お給料が上がることはありません。

他の企業のように頑張って成果が上がれば、お給料も上がる仕組みが必要です。自分が率先して、事務や営業や訪問看護をしていくことで、それを見出してきました。

訪問看護はある程度の体力が必要です。老いた看護師は、一日一件くらいの訪問に行き、あとは訪問看護の必要性を行政や民生委員、保健師などに伝えていくことで、訪問看護事業所に貢献し、それに対価を発生させて続けていけるようにしたいです。我ながら良い考えですが、営業力の高い看護師が少ないために、まだ実現できていません。

今度は若い看護師に営業を教えることを始めました。

当社で働くうちに営業力を上げて上手に生きることや、みんなのための営業を覚えて、老後はその能力を使って生きていくことを可能にします。

信念さえもってやり続けられれば、目の前の方法は何十通りも存在し、うれしく楽しい世のため人のための実践ができます。

成功は自己犠牲と比例する

成功とは何かを考えると、世の中に認められることだと思います。会社を作って、社員、お客様、関係者に認められれば、一旦は成功です。

私は自宅で訪問看護を始めました。その後自宅以外で2店舗を作ったのですが、3店舗を一人で管理するため、24時間365日働き続けることを余儀なくされたため、大変な無理をして体調を崩しました。

残念ながらそうして作った訪問看護ステーションは、私の手から奪われることになるのですが、私は後悔していません。

6年かけて2億5千万円を売り上げる会社になり、一生懸命やれば結果が出ることを実証したからです。

今の会社は、4か所目のステーションを開設するような気持で始めましたし、以前の3ステーションの24時間対応をやらなくてもよくなったので、とても気持ちが軽くなりました。

以前の3ステーションでは、教育ができなかったために、立派な看護師は辞めてしまい、教育が不足している准看護師を主流に、運営せざるを得ませんでした。悪循環なのです。忙しいから教育できない。教育できないからレベルが上がらない。レベルが上がらないからきちんとしたケアができない。

スタッフの質が良くないと、24時間対応はかなり難しいです。日頃の利用者様へのケアが行き届いていないと、緊急電話が鳴り続けます。日中のケアがとても大切なのです。

心のクセの治し方①

「心グセ」という言葉をあなたは聞いたことがありますか?

心グセとは、自分の考え方のクセのことです。

あらゆるできごとに対する反応は千差万別であり、反応の違いは心グセによるものです。

たくさんの人を集めて話をすると、特に若者は反応が一人ひとり違うことがよくわかります。


心グセにはあらゆる傾向があります。

すぐに他人のせいにしたり、自己肯定ができないなどです。

このような傾向であれば、それは不幸です。

そして自分主義であっても、やはり上手くいきません。どんなに頑張って仕事をしても自分主義の心グセでは報われないでしょう。

人の上に立つ管理職などの仕事をしていると、しばしば自分を批判する言葉が聞こえてきます。

自分主義の心グセを持つ人は他人を批判しがちです。

しかし、誰しも同じような経験をしながら、管理職として成長していきます。良い心グセを持つ人は他人の苦労を自分ごととして捉えることができます。管理職をやったからわかるようになったし、神様に認めてもらったという分岐点に出会うでしょう。

神様は、努力しても努力をしても認めてくれません。

認めてもらうのも忘れて打ち込んでいけば、やがて結果が出てきます。正しいことをやり続けた時、やっと少しだけ認めてくれるだけです。

目の前のことは神様も上司も家族だって認めてくれません。皆一様に、目標に向かって進んでいます。評価して欲しければ、評価してもらえる材料を準備し、言葉で評価してくださいとお願いしましょう。

原因と結果の法則は、誰でも知っているけど、しっかりと理解し実践している人が少ない法則です。

世の中は、嘘の中に真実が存在し、真実の中に嘘が存在するから、余程心棒をしっかりと作り、嘘に惑わされても、その都度、柔軟な正しい判断で、対応することを余儀なくされます。

その指針が、原因と結果の法則です。その内容を4つの事項に分けて簡単に説明します。

1、正しい思いを持ち、正しい行いを起こせば、必ず良い結果が生じる。

2、誤った思いを持ち、誤った行動を起こせば、必ず悪い結果が生じる。

この2つは、単純でわかりやすいのですが、人間は誤った行動をとり、罪を犯してしまう生き物です。

3、正しい思いを持ち、誤った行動を起こすと、結果は必ず悪くなる。

これは、人のために働きたいなと思っていても、勉強や経験が少ないために、おごりが生じ、思い込みなどで、間違った行動を起こしたりする場合です。

4、間違えた思いを持ち、一見正しい行動を起こすと、これも結果は必ず悪くなる。

嫉妬心や自分を主張したい気持ちを持っていたり、人の不幸で優越感に浸れるような人間が、いくら良い行動をおこしても、自分への見返りを第一に求めてしまっては、悪い結果になります。

これらは、悪い結果を経験し、何を変えれば結果が良くなるだろうと悩まなければ、わからない事でもあります。沢山行動を起こし、小さな失敗を経験し、その度にその失敗について振り返って考えることが近道です。

心のクセの治し方②

私は昔から「変わってるね」とか「凄いね」とか「いいな」とか言われてきました。

「20代で社長になる」と目標を立てた時は「できなくても頑張ってみよう。でも、友達に言ったら笑われるな。」このように思いました。

私達は学校教育を受けてきたことが原因で、周囲と同じであることに大きな安心を覚えます。

これ自体は悪いことではありません。

問題はみんなと違うだけで、不安が生じてしまうことです。

不安は人を攻撃的にします。

みんなと違うことをしている人は結果が伴わないと「嘘つき」や「詐欺師」のような扱いを受けます。


まあ、情報の中の85％は嘘ですが、嘘も角度を変えるとホントになります。

嘘とホントは紙一重です。

それでも大多数の人々は、嘘とわかっていながら、良い意味で流がされて生きています。

時には嘘とは思いもよらず、信じて生きています。


何が大切か？

人生において大切なのは「嘘を見抜く」ことです。

嘘を見抜くには自分の心に自信を持たなければなりません。

自分の心に自信を持つには心にとっての正しいことを見つけ出しましょう。
そして、瞑想のように何度も繰り返し「絶対できる」「やればできる」と言い聞かせます。

自分を批判する声を聞きすぎない。
聞いても勉強にする。
割り切る。

自分の心は自分しか強くできません。
日々、目標を立てて心のトレーニングを続けましょう。
そして、小さな目の前の目標を達成できたらそのたびに評価していきます。
簡単なことでいいので、誰でも出来そうな簡単なことを絶賛し満足します。
日記に毎日できたことを書き記していくのもおすすめです。

小さな目標は次の例を参考にしてみてください。

1、1日5分、自分を励ますことが7日できた。
2、笑顔の時間が増えた。もしくは、誰かが褒めてくれた。
3、マイナス感が出た時に、プラス感も考えられるようになった。

ほんの些細な変化でも構いません。
大切なのは小さな変化もしっかりと認めて評価することです。
ちょっとできてないかも?と思っても、それで良いと満足しましょう。

仕事は結果が大事です。
しかし、心グセには結果はいりません。
思い込んで幸せになるだけです。

人には見えないから、恥ずかしくありませんよ。

ナルシスト万歳！です。

心のクセの治し方③

「人は何のために生きているのか？」

あなたもこのように考えたこと、疑問に思ったことがあるのではないでしょうか？

その答えは2つあります。

一つ目は「幸せになるため！」です。

幸せを感じるメカニズムは人それぞれ違います。

そのため、自分なりの幸せを探す必要があります。


二つ目の答えは「人生という修行するため！」です。

そして修行の深さや度合いもまた、人それぞれ違います。

これは、自分自身の生まれもった素質、先祖や前世の影響があるからです。


生きている本当の意味は歳を重ねるにつれて段々とわかってきます。

生きる意味は単純でなく簡単に勉強できません。

だからこそ思い悩みすぎず、楽しく明るく素直に過ごしていくのが、幸せの近道だと思います。


そして、人生には法則があります。

「原因と結果の法則」は何があっても揺るがない絶対的なものです。
答えは一つではありません。
全部が正解でもなく、全部が不正解もないのです。
同じような努力をしても、報われる時と報われない時があります。
こんな矛盾に直面したとき、「わーー！」と混乱しながら生きてきました。

「人は環境でなく、思いの力で作られている。」

こんな当たり前で簡単なことに気がつくまで、私は長い時間を要しました。
気がついたら後の人生はとても明るいものです。
本当にありがたいことです。

心のクセの治し方④

どうして心のクセができてしまうのでしょうか。
心のクセはよく注意しないと自分も含めて誰も気がつくことがありません。
いかにして気が付き、どうすれば治せるかを考えましょう。

心のクセの原点は幼少期までに遡ります。
家庭環境や行動した結果が無意識に影響を与えています。
いつから自分はこんな人間で、いつ考え方が生まれたのかみんなわかっていません。

失敗しても諦めず成功を手にする人達は、自分の在り方に囚われず、つねに変化しています。
生まれ変わる感じです。

だからといって、毎日のように考え方が変わってしまうのは問題かもしれません。

そういう人は、まず自分の心の軸をしっかり作りましょう。
心の軸を作るには、自分の譲れない幸せは何かを確立することです。
心の軸はしなやかに動き、変化に対応できるのが理想です。
かつ大切なのは、肝心なときにこそ心が動かない状態になれる強さです。

夜眠っている間に脳細胞が生まれ変わり、修復がおこなわれます。
睡眠を十分に取り、昼夜問わず、ネガティブは頭にいれません。
ネガティブは、ストレスを身体に与えます。

交感神経が優先され、いわゆる、身も心も休まらない、状態です。

良い言葉、嬉しい、楽しい、大好き、愛してる、ついてる、幸せ、ありがとう。

ネガティブが顔を出した時、１人の時に初心者は１００回くらい口にしましょう。

慣れてくれば、数回でも大丈夫ですし、心の中でも大丈夫です。

そのうち人にも言えるようになり、みんなが言ってくれるようになります。

第4章

理想の睡眠が良い自分を創る

人生の3分の1を占める睡眠時間。

大事なことは、いかに長く眠るかよりもいかに熟睡するかです。

睡眠の役割を知れば、ぐっすり眠り、すっきり目覚める快眠に健康を保つ秘訣があることが分かります。

人生の3分の1を占める睡眠の役割

免疫力を高めるには自律神経のバランスをとり、体温を上げることが大事なのですが、もうひとつ、免疫力を高める生活習慣に忘れてはならないことは、睡眠です。

1日のうちの6~8時間を眠って過ごす私たちは、人生90歳まで生きるなら3分の1の30年、4分の1の25年を眠りに費やしていることになります。

「おやすみなさい」といって床につく睡眠は、その言葉からもわかるように「寝る」「眠る」「休む」という意味があります。

睡眠は、眠っている間に、重力に逆らって活動している体を休めるだけではなく、脳細胞を休息させて、心を回復させる働きがあります。

睡眠の役割は、主に脳細胞のクールダウンです。

脳はエネルギー消費が高いため、非常に壊れやすく、もろい部分であり、元気な脳に回復するために睡眠は必要です。

眠っている間に昼間の学習を記憶として脳に定着させたり、不要な記憶の消去も行われたりすると考えられています。

眠ることによって脳の活動を低下させる機能を調整し、翌日も正常な指令を全身に送るために備えています。

睡眠にはノンレム睡眠とレム睡眠の2種類があります。

ノンレム睡眠は、「脳の眠り」といわれる熟睡した深い眠りです。眠りについて約1~2時間で一晩の内でいちばん深い眠りに入ります。

呼吸や心臓の拍動は遅くなり血圧も下がります。体内の熱を放出するため発汗作用が活発になり深部体温が約1度前後下がります。脳波は深い睡眠状態に現れるデルタ波で脳が休息しているので揺り起こしてもなかなか簡単には起きません。スヤスヤ寝息を立てて深い規則的な呼吸をしています。その後「体の睡眠」ともいわれるレム睡眠に入ります。

健康な人の場合、ノンレム睡眠とレム睡眠は90分周期で一晩に4〜5回交互に朝まで繰り返されます。睡眠に入る前は、体温が一日の中でいちばん高くなり眠気を催してきます。寝入りばなの3時間、最初の2セットが非常に大事な時間になります。

これは、睡眠が免疫力の増強と密接にかかわっていて、脳下垂体から新陳代謝を活発にする成長ホルモンや免疫細胞の間の情報伝達の役割を行うサイトカインのインターフェロン・インターロイキンなどがこの時間に血液中に活発に分泌するためです。

成長ホルモンは体の補修にとっては非常に大切なホルモンです。タンパク質や骨などを合成する働きを促進したり、疲労を回復したり、怪我を修復したり、体全体のダメージを回復する重要なホルモンです。

このホルモンは成長期の子どもには非常に重要で、熟睡の深い子どもほど成長ホルモンがたくさん分泌されます。

寝る子は育つといわれるゆえんです。

健康な子どもをつくるには、夜更しをさせないで睡眠をとらせることがとても大事になります。

女性にとっては美容と関係していて、皮膚の新陳代謝も促進するので肌が生まれ変わります。睡眠不足は、お肌の大敵といわれますが、目の下のクマができ、ニキビや吹き出物ができ、肌がくすんできます。

美人は夜つくられるというのはまんざらうそではありません。

深い睡眠は、体温が下がっていく過程で得られるため、レム睡眠によって体温を上げ、ノンレム睡眠のときに体温を下げるというリズムによって深い眠りを得ようとしているのです。

睡眠は、前半にノンレム睡眠が集中して、時間がたつにつれて後半はレム睡眠が長く続くようになります。そうしてだんだんと目覚めにむかっていきます。ストレスから体を守り糖利用の調節、血圧を正常に保つ働きなどをする副腎皮質ホルモン、コルチゾールも睡眠中に増加し始め、朝方に最高となり、目覚めた後の活動に備え、体温は上昇を始めます。

スッキリとした目覚めには、脳が休息している深い眠りのノンレム睡眠のときよりも浅い眠りのレム睡眠から起きると、体温は上昇して活動準備ができていますから目覚め感は良好です。

体温が高く上昇したときに起きると快適な一日を過ごせるので90分のリズムで起きるのがいいでしょう。睡眠はどのくらい眠らなければならないという時間ではありません。

一日10時間以上の睡眠をとったアインシュタイン、3時間の短い睡眠をとったナポレオンとさまざまです。

大事なのは自分にあった睡眠です。

太陽の光で体内時計をリセット

私たちが住んでいる世界は本質的にさまざまなリズム（周期・サイクル）によって運行されています。

例えば、太陽の周りを一周する365日の公転、自転による一日24時間、潮の干満12・4時間など、すべての生き物はこうしたリズムと同調しながら体内で体内時計と呼ばれるリズムを刻みながら生きています。

人の体内時計は25時間周期で、太陽リズムの24時間とは若干の差があります。人は、25時間の基本リズムを一日24時間の物理的なリズムに調整して過ごしているわけです。本来なら25日間もたつと体内時計と太陽リズムの差が24時間、約一日開くはずですが、驚くことに毎日、体内時計はリセットされているのです。

何と、このリセットは太陽の光によって行われています。

朝起きて、太陽の光を浴びると、目から入った光が脳の視床下部に届きます。視床下部は呼吸や心拍数、体温や血圧、ホルモンの生産などの体内の重要な機能を司っているところです。

視床下部の中にある体内時計の司令塔的な役割を果たしている視交叉上核の中で時計遺伝子が発動し、体内時計を太陽のリズムに合わせてくれるのです。これは太陽の光の中でも青色の光の波長によるもので網膜や視交叉上核が多くもつ色素クリプトクロームが青色の光を受け止めることによって時計遺伝子が発動するためです。

また、光の情報が視床下部のすぐ上にある松果体に伝わると、眠りをコントロールするホルモンであるメラトニンの分泌も減少し、副腎からは細胞を活性化させるステロイドホルモンが分泌されて、神経が活動にふさわしい日中の交感神経優位に切り替わります。

光とメラトニンの分泌には関係があり、昼間に自然の光を十分浴びると、夜には眠りを促すとされるホルモンであるメラトニンの分泌が増えます。

夜暗くなるほどメラトニンは血液中への分泌量が高まり睡眠中枢を優位に働かせ、睡眠を起こさせ沈静させます。睡眠中は、リラックス状態になり、免疫細胞のヘルパーT細胞やNK細胞の働きが活発になり免疫力が高まります。

しかし、夜になっても、昼のような明るい状態では、過敏な人は、メラトニンがあまり分泌されず、眠れなくなってしまいます。昼夜を問わない明るい環境は、交感神経を緊張状態にさせるためです。

ちなみにテレビやテレビゲーム、パソコンのモニターは250ルクス以上、蛍光灯の灯りで800～1000ルクスもあります。夜は電気を消して寝ましょう。

自律神経は季節の変動がありますから、副交感神経優位に働く夏は睡眠が短く、交感神経優位に働く冬は1時間ほど長くなります。夏は眠れなくて寝不足、冬はなかなか起きられないという人は、きわめて正常な体調です。心配する必要はありません。

昼夜逆転した生活をせざるを得ない人や夜勤が週に何度もある交代勤務の人は、体内リズムを整えることはなかなか難しいかもしれません。

昼夜を完全に逆転させてしまえばいいのでしょうが、交代勤務はそうはいきません。少しでも仮眠をとると疲れが軽くなり体内リズムの乱れも少なくなります。昼間に昼寝をするのと同じような効果です。

夜勤明けの前には、直接太陽の光を浴びないように、帽子やサングラス、日傘などで工夫して、帰宅後は寝室を雨戸やシャッター、遮光カーテンで暗くし、できるだけ夜のような環境を作って休むことです。

朝は太陽の光を浴びて起き、夜は光を落とした環境でメリハリをつけて一日を過ごすことが、体内リズムを調整し健康長寿で暮らせる早寝早起きの三文の得でしょう。

2つのタイプに分かれる不眠症

日本人の5人に1人が、睡眠に不満を持っているといわれています。

不眠についてのアンケート調査（2000年 保健福祉動向調査）では、「寝つけない」「夜中に目が覚める」「朝早く目が覚める」といった不眠を訴える人が約20％、「昼間眠くなってしまう」という人が約10％ということがわかっています。

不眠症にはさまざまな症状があり、布団に入ってもなかなか寝つけない入眠障害、夜中に何度も目が覚めてしまい、再び寝つくのが難しい中途覚醒、朝早く目覚めてしまう早朝覚醒、睡眠時間をたくさんとったはずなのにぐっすり眠った感じが得られない熟睡障害などです。

このような悩みを持つ人には、ストレスのある人、病気の人、運動不足の人、お年寄りなどが多く含まれています。じっくりそういった人を観察していくと2つのタイプがあることがわかります。

ひとつは交感神経緊張型の不眠症です。

生活の中に何らかの精神的なストレスを抱えていて、布団に入ってもあれこれと思い悩んで目がさえて眠れなくなるというものです。

仕事や人間関係、進学や家庭内の悩みが交感神経を緊張させ、心身ともに休めない状態になっていて寝つきが悪くなるばかりでなく、夜中や早朝に目覚める原因になります。

病気が原因で起きる痛み、かゆみ、しびれ、だるさ、冷え、こりといった何らかの不調な症状もストレスになり、その不安感からますます眠れなくなることがあります。

お年寄りは、一般的に加齢につれて脳内の睡眠中枢の働きが衰えたり、メラトニンの分泌量も減少するため、全般に眠りが浅く、長続きしないといわれています。

しかし、すべてのお年寄りにあてはまるのではありません。お年寄りで夜眠れないという人は、薬による交感神経緊張が原因で、夕方になっても夜眠るときになっても脈が速く、何種類もの薬を飲んでいるケースです。

交感神経緊張型不眠に試して欲しいのが、布団の上で横になってする深呼吸です。悩みごとがあると知らない間に浅く速い呼吸になるため、意識的に深い呼吸をします。

鼻から大きく息を吸って、口から少しずつ吐き出していきます。

この呼吸法は酸素を大量に取り込むので身体が排出しようと働き、副交感神経優位に向かわせます。眠るまで続けてみてください。

年齢とともに、萎縮した膀胱と水分のとり過ぎによって夜中のトイレに行く回数が多くなってなかなか眠れないというお年寄りは下半身の冷えが原因です。

まずは湯たんぽやカイロで温めてみてください。

もうひとつは副交感神経緊張型の不眠症です。

昼間に体を動かして働いたり、運動をしたりしないため体が疲れないので眠れないというものです。

お年寄りは仕事や家事から引退して昼の活動量が少なくなり、その結果、昼寝が多くなり、夜の不眠の一因になります。若い頃と同じように、眠ろう眠ろうとすると余計眠れなくなります。

疫学調査では、運動習慣のある人は不眠になりにくいことがわかっていて、特に夜中に目が覚めにくいという結果が出ています。

体に送る血液の循環が悪くなる原因の一つは筋力の衰えにあり、いくら血液がサラサラ状態でも体力が劣っていては、肝心なポンプの役目をしている筋力が正常に働いてくれません。

運動は筋力を発達させることで新陳代謝を促し細胞の活性化を図ります。寝つけない理由にだるさを感じる人は、筋力低下による血行不良が考えられます。階段がつらい、四十肩で腕が伸ばせない、腰痛や節々の痛みも運動不足による場合が比較的多いと思われます。

副交感神経緊張型不眠は、なんといっても昼間体を動かすことです。散歩には階段のある場所を取り入れ、早足で階段上りをしましょう。階段上りは重力に逆らうため、非常に効果的です。家の中で仰向けになってする自転車こぎも鍛えてくれます。徐々に回数を増やして１００回を目指しましょう。

年を重ねるたびに脚力の衰えは確実に進み体全体の抵抗力も落ちてきます。夜寝る前にストレッチや軽い有酸素運動を心がけるようにすることが快眠につながります。

まったく原因が異なる二つのタイプの不眠症ですが、すべて睡眠薬や抗不安薬、睡眠導入剤で治療されてしまいます。

こうした薬の働き方は、脳に働きかけて神経伝達ブロックという仕組みで眠らせるものです。脳に働きかけるため、興奮状態が必ず残り、最後はどちらも薬によって交感神経緊張型になっていきます。

睡眠薬の副作用は、夜飲んだ薬の効果が持ち越されて、寝起きが悪い、日中ふらつきやぼんやり感がある、眠気が襲う、頭痛、倦怠感を伴います。

また、全身の筋肉の緊張をほぐす筋弛緩作用のため、特にお年寄りは転倒して骨折を起こす危険性があります。

依存性の強い薬ですから、勇気をもって少しずつ減らしていきましょう。

危うい昼間の眠気　睡眠時無呼吸症候群

睡眠時無呼吸症候群は、睡眠中に断続的に、上気道（空気の通り道）がふさがり10秒以上の無呼吸が1時間に5回以上、または7時間の睡眠中に30回以上繰り返される病気です。

人によっては無呼吸が1回30～40秒、まれに数分に及ぶこともあります。無呼吸状態では深い眠りをとることができず、いくら睡眠時間を多くとっていても、脳はきちんと休むことができません。そのため日中に眠気が襲ってくることで、事故等を引き起こす場合があります。

症状には、いびきや昼間の眠気、熟睡感がない、起床時の頭痛といったものがあり、患者さんの多くは高血圧、心臓病、脳卒中、糖尿病などの生活習慣病を合併しています。

放置すると突然死など生命に影響を及ぼすことがある怖い病気です。

この病気は、30~60歳の働き盛りの中高年男性に多く、肥満による首回りの脂肪の沈着、扁桃肥大、アデノイド、気道へ舌が落ち込む、舌が大きい、鼻が曲がっているなどの原因によって上気道がふさがることにより起こるといわれています。

しかし、やせている人にも起きていることもあり、これも交感神経の緊張状態によって引き起こされていると考えられています。

交感神経が夜も緊張状態にあって、呼吸が浅く、無呼吸を繰り返すうちに血液中に十分な酸素が運ばれず、肺の重要な機能、酸素を取り入れ二酸化炭素を排出する換気機能が低下していくのです。

呼吸が止まることは、血液の流れも止まることです。

血液は酸素や栄養素ばかりでなく、ホルモンや免疫抗体も運び二酸化炭素を回収し有害物質を排泄する役割も担っています。

その結果、動脈の炭酸ガス分圧の上昇、酸素分圧を下降させ、体各所の組織呼吸を障害して血管内皮にダメージを与えていると考えられます。

ですから、本来、心身の修復を図るための睡眠が、有害物質も十分に排泄できずに血流が悪くなって生活習慣病を合併していくことになります。

こうした合併症をみても、まちがいなく交感神経緊張によって引き起こされる病気です。

睡眠時無呼吸症候群の人は、そうでない人に比べて高血圧は約2倍、虚血性心疾患は約3倍、脳血管疾患が3～5倍の頻度で合併するとの報告があります。

無呼吸による脳への刺激、低酸素の状況が中性脂肪の増加や悪玉コレステロールの増加につながっています。

血糖を下げるために膵臓から分泌されるインスリンの効果をも弱めて過剰なインスリンの分泌につながり、糖代謝異常や糖尿病の発症につながります。

また、この病気の人がアルコールをとらないのに肝機能障害を起こしていることからも交感神経緊張状態にあることがわかります。

ストレスは肝臓に脂肪をためて保温に役立てようとして脂肪肝を誘導し、そして交感神経緊張によって増多する顆粒球のまき散らす活性酸素が粘膜について組織を破壊していくからです。

眠っている間の症状は、なかなか自分ではわかりにくいものですが、目安はいびきをかくか、かかないか、眠っている間にせき込むことがあるかどうかです。

せき込みは、無呼吸になってしばらく止まっていた呼吸を無意識に回避しようと大きく息を吸い込むため起こります。

あまりにも多くの空気を吸い込むため空気圧で咽頭部などの分泌物が気管支から肺へ入り込もうとするのを気管支で防ぐため生体反射として起こるものです。

自分でわかる症状としては、朝起きたときの頭痛です。酸欠状態のために脳が発している危険信号です。

なかなかとりきれない日中の眠気や疲労感が毎日蓄積されていくと、性格も変わりうつ病に似た抑うつなどの症状が現れ、うつ病と誤診されやすいようです。

また、夜間の覚醒、寝ている間に動き回るため発汗が起こることもあります。

この病気にかかる人は昼間、責任の重い仕事や注意しなければならない仕事についている人が多いようです。

大事なのはなんといっても昼間の重責ある仕事のストレスを発散させることです。体を温めること、眠る前に深呼吸をして副交感神経優位にすることです。

肥満の人は睡眠中の体位を工夫し、横向きに寝てみましょう。

睡眠不足は破綻を招く

いつでもどこでもすぐに眠れると自慢している人は睡眠不足です。睡眠のコントロールを自由自在にできる人ではありません。慢性的な睡眠状態にあるといってもいいほどの不眠症予備軍です。

睡眠時間を削って働いたり、夜通し遊び回ったり、無理な介護や看病を続けている人は、昼間の交感神経から夜の副交感神経へのスイッチが行われやすくなります。そうなると交感神経優位の状態はひどく長く続き脳細胞を休めることができないオーバーヒートの状態です。

眠らないという行動自体、重力に逆らったまま長い時間を過ごしています。寝不足の日に何だかふらついてしまう経験が、たちくらみや起立性タンパク尿、血圧が上がったり下がったりする切り替えが上手くできなかった状態です。

睡眠不足は、脳を休める時間を阻害して交感神経を緊張させ、体は重力に逆らい筋肉を緊張させてさらに交感神経を緊張させます。交感神経の過剰の緊張ですからストレスの極限となって、とんでもない状態を招いてしまいます。注意は散漫になり集中力に欠け記憶や学習能力の低下、感情のコントロールができなくなってしまいます。

交感神経の緊張によってただでさえ顆粒球が増えて化膿性の炎症を起こしやすくなり、急性の肺炎や虫垂炎を発生しやすくします。増えた顆粒球が活性酸素をまき散らして死んでいくため、ガンや糖尿病、ありとあらゆる病気を引き起こします。血管の収縮も起こすため、血流障害が起こり痛みやこりも生じてきます。副交感神経の働きは抑えられて内蔵や器官の分泌能力が低下していきます。

免疫の基本はマクロファージです。生命の根源ともいえるもので、リンパ球をもっていない動物はいてもマクロファージをもっていない動物はいません。それほど生命の根源のものなのです。

マクロファージは白血球の中でもいちばん古く、赤血球も血小板もすべての血球細胞はマクロファージから進化したものです。血管内皮細胞もマクロファージが血球を流すために管になったものです。

マクロファージは生命の始めと終わりにかかわっています。生命を成長させ守るために骨を食べて骨の新陳代謝を促進したり、役に立たなくなった細胞を食べつくしたり、破綻した自分自身を自ら滅ぼして（アポトーシス）、細胞の一生を終えさせる働きがあります。

私たちの体は、何かが起これはそれを修復しようとしますが、どうしようもない緊急事態に直面するとすべて基本の状態に戻る性質があります。マクロファージも同じで血管内皮細胞も元のマクロファージに戻り、管であることをやめてしまいます。そのため管が破れそうになると動脈瘤ができていつかは瘤が破裂してしまいます。これが先祖返りといわれるものです。

人は、悲しみや苦しみの極限に立たされると、過去の記憶を喪失してリセットしてしまう人がいますが、血管内皮細胞もストレスや睡眠不足の極限になったときに、本来していた働きができなくなってしまうのです。

極端に無理を重ね続ける生き方は、結局自分の体を破綻させていくわけです。

動脈瘤の破裂によって脳内に出血する脳内出血やくも膜下出血、脳卒中は、体が過労や睡眠不足、心配ごとの連続極限での状態になって、管を先祖返りさせて血管が破裂して起きたものです。

くも膜下出血は寝不足な環境で過酷に働く、俗にいう働き盛りの40～50代の人に多く、脳梗塞は老化が原因で起こるのでリタイア後の60～70代の人に多いわけです。

こうした病気の予防にはマクロファージに先祖返りをするようなストレスを減らして、交感神経の緊張を今以上にすすめないことです。

睡眠不足は、これといって負荷が余りかかっていないように思えますが、副交感神経を優位にして体の修復をしっかり行うことができません。想像以上のことが体の中で起きているのです。

反対に見直されているのが昼寝の効用です。

都会では昼寝のスペースを提供するサロンのようなものができていて、福岡では昼寝を取り入れている高校があります。昼寝のおかげで授業に集中でき勉強の能率があがり成績が向上し、今ではみんな昼寝を実施するようになったといいます。

特に食事の後には、消化吸収をするため副交感神経が優位になります。昼食後に15～30分程度の仮眠をとることは、体のバランスも整い仕事の効率アップさせる知恵だと思います。

良質の睡眠は自分でつくる

睡眠は年齢とともに変化していきます。

赤ちゃんは、脳が未発達な状態にあるため、脳の発達にはどうしても睡眠が必要で、一日の半分から3分の2以上を眠って過ごしています。眠っては起きてミルクを飲み、オムツを交換してまた眠る、断続的な眠りですが50％がレム睡眠で成長ホルモンをたくさん分泌しています。

レム睡眠、ノンレム睡眠という2種類の睡眠ができあがるのは2歳以上、睡眠の単位が90分と確立するのは5～10歳になる頃です。この頃にはレム睡眠の割合は減ってしまいます。

一生のうちで最も熟睡の量の多いのは、幼児期から学齢期にかけてです。幼児期にはお昼寝の時間がありますが、それでも子どもたちは夜眠れないで困るということはありません。深いノンレム睡眠を起こさせる睡眠圧が極めて強いため、簡単に熟睡ができるのです。

この時期の睡眠は子どもにとってとても重要で、夜更しをさせないで早寝の習慣をつけると成長ホルモンの分泌によって子どもは大きく成長します。というのは、幼児期に大量に分泌される成長ホルモンが骨の成長を助け背を伸ばす役割があるからです。成長が止まってもその役割は終わらず、筋肉を作る、糖の代謝向上、脂肪の分解促進、ミネラルの利用効率を高め骨の形成を促進、皮膚組織の修復、コレステロール代謝の改善、免疫システムの強化など生涯にわたって重要な役割を果たしてくれます。

思春期から青年期は、学校や職場に通うため、どうしても社会的な制約を受けて睡眠の量が減ります。活動している時間が長くなり、量の不足を質で補おうとする力を発揮します。

中高年になると睡眠は加齢とともにその内容が悪くなっていきます。熟睡の深いノンレム睡眠が減り、一晩中連続して眠ることが難しく、どうしても夜中に起きてしまいます。睡眠を維持する働きが衰えるため、熟睡感が味わえなくなり、覚醒を維持する働きも衰えるため、ウトウトと昼間の眠気が起きてきます。夕方頃から眠くなり、8時9時には寝て、朝は3時4時に目覚めるお年寄り特有のリズムになってきます。この時期には、成長ホルモンの分泌もきわめて減少していますから、無理もないことですが、あきらめる必要はありません。

自分の意思では成長ホルモンは分泌できませんが、成長ホルモンの特性を生かし分泌できる状態へセットすることは可能です。

成長ホルモンが分泌されるのは主に運動の後と睡眠中、しかも副交感神経優位の状態が必要です。運動をすると筋肉痛が起こりますが、これは筋肉がいろいろな傷害を受け、筋肉繊維が目に見えないレベルでプチプチと切れている状態だからです。運動をした後に体を休めると、成長ホルモンが切れた筋肉繊維の修復を促して、アクチンやミオシンといった筋肉タンパク質の合成を促進し筋肉を修復してくれるので、休んだ後は筋肉痛の痛みもやわらいできます。

睡眠中にも分泌されますが、寝ている間いつでも成長ホルモンが分泌されるわけではありません。眠ってから1回目のノンレム睡眠のときに成長ホルモンは最も多く分泌され、時間帯では夜の10時から12時の間、夜中の2時頃までが盛んに分泌されるゴールデンタイムです。

いかにして早い時間に熟睡するかです。とはいっても10時にはなかなか眠らないという人もいます。そういう場合は、眠る前に体温を上げて熟睡状態を得られるようにすると、成長ホルモンの恩恵をたっぷりと受けることができます。眠る前にお風呂を活用して、ぬるま湯で副交感神経を優位にさせたり、体温を程良く上昇させしかも筋肉を鍛えるストレッチなどの運動を眠る前に取り入れたりすると効果的です。

体温を上げて下げるリズムは寝つきがスムーズになり、目覚めは脳が休息している深い眠りのノンレム睡眠のときよりも浅い眠りのレム睡眠から起きると、体温は上昇して活動準備ができていますから目覚め感は良好です。

目覚めには朝の太陽の光を浴びて体内時計をリセット、規則正しく朝食をとりましょう。眠っている間に、体は長く絶食と断水の状態にあったため、脳にも筋肉にもエネルギーと水分が必要で、朝食をとると体温が高まり、完全な覚醒状態になります。

睡眠の必要性は年齢とともに低下するわけではありません。睡眠と覚醒のメリハリをつけて、昼寝を日常の生活習慣に取り込むことでリズムの修正はできます。ただ、夕方2～3時間も昼寝をしてしまうと、睡眠を促す睡眠物質を枯渇させてしまうので、昼寝は正午から2時までの間に15～30分とるようにしましょう。

第5章

身体を守り、回復させる免疫力

身体を守り回復させる免疫の力①

免疫という言葉を、聞いたことがあると思います。
免疫というのは、生まれもった身体の抵抗力です。
毎日、細菌やウイルスが身体に入ってきます。

その細菌やウイルスを貪食し、活動を止め、排泄させる。
これが免疫の力です。

免疫は、脳が指令を出して行われることではありません。
免疫細胞たちが協力しながら、自分たちの生命を賭して働き、排除しています。

これを考えると切なくなりますが、次元のちがう世界でのできごと（体内のミクロの世界）なので、あまり引っかからないようにしています。

免疫細胞の活動は、常に全力です。
だから過剰に反応してしまいます。
花粉症などは、この免疫の反作用です。
花粉を異物として反応し、やっつけようと頑張るのですが、正常な細胞も攻撃してしまい、炎症をおこします。

顆粒球が増殖し、活性酸素を撒き散らしながら組織にダメージを与えますが、免疫細胞達が思っているような敵では無かったんです。

間違えてしまった免疫細胞達は、間違えを理解するどころか、花粉を異物と記憶してしまいます。
賢くて、ちょっととぼけている免疫細胞。
人間と良く似ています。

花粉症くらいなら、ちょっとしたストレスなのでいいのですが、自己免疫疾患のほとんどは同じメカニズムで起こっています。
この病気（花粉症も含め）達は、今の対症療法の薬では、治らないどころか長引いてしまいます。体質改善がいります。

思い込みで出来た病気です。
この思い込みを取り去る治療がいります。
繰り返し教えるのが、正しい治療方法でしょう。

身体を守り回復させる免疫の力②

免疫の力は、若い時と老齢では全く違います。

小児科の勉強をすると、子供は大人が小さいだけでないと習います。後で説明しますが、15歳までは解糖系、15歳から徐々にミトコンドリア系に移行していきます。


生物としての仕組みが変わるのです。

この解糖系が強いうちは、身体にエネルギーをどんどん取り込んで、背が伸びる、大きくなる、という現象がおきます。

外観が変わるのは、この時期だけです。

自分の身体が歳を経ると変化して行くことを理解して、生き方や考え方を変化していくと、身体との付き合い方が上手くいきます。
仕組みが変わるので、免疫細胞も違います。

15歳頃が解糖系のピークで、免疫細胞は胸腺で作られ、選別されたエリートT細胞が働きます。

15歳以降、解糖系がだんだんミトコンドリア系に取ってかわり、徐々に胸腺で免疫細胞が作られなくなります。

T細胞が水中で生きていた時の緩やかなT細胞にかわり、これは胸腺を使わなくても免疫細胞を作ることができます。

また、人間一人ひとりの免疫能力も違うので、この時期が変化したり、規定通りには行かないものです。

ミトコンドリアが私たちの人生や生き方にかかわっている

ミトコンドリア生命体は解糖系生命体に寄生して、その後、安定した共生関係が成立しました。

今から12億年くらい前のことです。真核生物の誕生です。それが、生物の進化や身体の組織に大きく関わってきました。

ミトコンドリアは私たちの人生、つまり、受精、誕生、成長、充実、老化、死という過程、変遷を形づくっています。

また、そういう大きな流れに関してだけではなく、ミトコンドリアは、私たちの人生、生き方のさまざまな事柄や局面に関わっており、健康の維持や体調不良、病気の発症に影響します。

たとえば、男性と女性では生物的な性が異なりますが、そこにもミトコンドリアが深く関わっています。

というより、ミトコンドリアが違いを決定しているといって良いでしょう。そもそも、ミトコンドリアは母性遺伝子です。胎児が成長していく過程でも、ミトコンドリアが成長を決めています。女性は男性より冷えに弱いのですが、それもミトコンドリアのなせるわざです。

私たちは、とかく無理をしてまで、がんばって生きがちですが、人間として成長し、充実、成熟し、老化していく過程において、それぞれの時代におけるミトコンドリアの在り方に沿って生きることが大事です。その基本的な流れから外れると、健康を害し、病気を引き起こすことになります。

女性はミトコンドリアの温かい世界

男性と女性を比べると、男性は解糖系の世界で、一方、女性はミトコンドリア系の世界に生きています。

ミトコンドリアは母系の器官です。成熟した1つの卵子には、実に10万個ものミトコンドリアが存在するといわれています。ほかの組織や器官に比べてミトコンドリアが桁外れに多いのです。

他方、精子はミトコンドリアがほとんどありません。解糖系エネルギーを使って、くり返し分裂します。1つのミトコンドリアに含まれる精子はわずかに100個から200個程度です。

卵子は酸素が少ない胎生期に分裂をすませてしまうため、女性は生まれた段階で一生分の卵子を確保していきます。この卵子が体のなかで温められながら成熟していき、初潮を迎える15歳前後の時期までにミトコンドリアの数を10万個にまで増やしていくわけです。それ以降、女性には毎月1回、生理がきて、成熟した卵子を1個ずつ排卵していきます。

女性は思春期から結婚適齢期になるにつれ、女性ホルモンのエストロゲンが活発に分裂するようになります。

そして、それに伴って自律神経は副交感神経が優位になっていきますが、これも女性に特有です。副交感神経は休息し、心がリラックスしているときに優位に働きますが、そういう状態が続くと、免疫の要であるリンパ球の数も増えていきます。

つまり、女性ホルモンの分裂が、副交感神経優位をもたらし、さらに免疫力を向上させるのです。

女性らしい体がつくられ、完成するのもこの時期です。体型もふくよかになり、丸みを帯びて女性らしくなります。肌もみずみずしく、ツヤツヤしてきますが、そういった変化も女性ホルモンのなせるわざです。

女性ホルモンは40歳頃まで盛んに分裂され、体内は副交感神経優位の状態が続きます。そして生殖年齢を過ぎる頃から女性ホルモンの分泌は低下していき、やがて閉経を迎えます。

20代から40代にかけての副交感神経優位の生殖年齢の時期、交感神経が優位になるような生き方は、体にとって非常に負担がかかることなのです。そして、そのことはミトコンドリア系に影響します。

女性は今、30代、40代で膠原病になる人が増えていますがその要因は、やはり無理をした生き方や、悩みごとを抱えて生きていることにあると思われます。

女性は体を冷やしてはいけない

社会で男性に伍して働いたり活動したりしている女性は、男性よりもはるかに大きなストレスを受けている場合が少なくありません。

その原因は男性中心の社会にあるといわれています。男性と女性は感性や思考方法が違うので、男性中心社会で女性が生きると、人間関係などさまざま局面や事柄がストレスになるという一面はあるでしょう。

ストレスは低酸素・低体温を引き起こし、ミトコンドリアの働きが制限されます。基本的に女性はミトコンドリアの世界ですから、ミトコンドリアの働きが制限されると、男性よりも強くその影響を受けるのです。

ですから、女性が男性中心のビジネス社会、会社社会に生きて、男性よりも大きなストレスを受けるほんとうの原因は、ミトコンドリアの活性低下にあるといえるでしょう。

男性中心社会で受けるストレスは、低酸素・低体温を引き起こすきっかけです。女性はミトコンドリア系の世界ですから、基本的な性質として、冷えの影響を受けやすく、冷えに弱いのです。冷えは、ストレスによる低酸素・低体温をさらに進めます。冷えは自律神経のバランスを崩す要因となるので、自律神経のバランスが崩れることによってもまた、冷えは促進されます。

ですから、女性の体は基本的なこととして、冷やさず、温めることが大事なのです。

生き方としては、女性は妊娠・出産という、男性には絶対にできないことをなし遂げます。

女性はミトコンドリアの世界ですから、幸福はミトコンドリア系にふさわしい生き方によってもたらされます。もちろん、女性が社会進出することは否定できませんが、女性特有のミトコンドリアの世界をしっかりと自覚し、生き方にそれを反映させることが求められるでしょう。

男性の体は冷やすことも必要

一方、男性というと、男性の体も基本的には温めることが必要です。が、部分的には冷やすことも大事なのです。

女性がミトコンドリアの世界であるのに対し、男性は解糖系の世界です。男性は精子を分裂させる必要があるので、解糖系の世界が必要なのです。

夏の暑い時期、会社のオフィスでは、クーラーの設定温度が問題になることがあります。一般的に、男性が涼しいと感じる温度を、女性は寒く感じます。その理由として、男性は外回りの仕事に就いており、一方、女性はオフィスでのデスクワークに従事しているという違いを挙げることがあります。

外回りの仕事で炎天下の暑さにさらされるので、オフィスに戻ったとき、終日オフィス内にいる女性とは体感温度が違います。だから、男性はクーラーが強く効いていても平気だといわれたりします。

もちろん、終日オフィス内にいてクーラーの当たりっぱなしでは、そのこと自体が体にこたえ、体は冷えます。そのような条件の違いもありますが、しかし根本の理由としては、解糖系の男性とミトコンドリア系の女性との基本的な違いによるところが大きいのです。

だから、男性は女性と違って、クーラーが効いた涼しい、ひんやりとした環境を求めるのでしょう。飲み物もまた、女性よりも男性のほうが冷たいものをより強く求める傾向があります。このこともまた、解糖系を求めての男性の本能といえなくもないでしょう。

ところで、日本の古くからの祭りや行事には、男性を冷えや寒さにさらすものが少なくありません。全国各地では、昔から様々な裸祭りが男性を中心に催され、今もなお続いている祭りが多数あります。

このように男性は、部分的に体を冷やすことも大事だと、昔から考えられてきました。冬の時期に寒いからといって厚着したり、温かい環境に常に身を置いたりすると、精子の分裂は抑えられてしまいます。

ミトコンドリアが日本人の気質を形成した

西洋の白人と日本人を比べると、感情・情緒や気質や考え方、行動の仕方などさまざまな違いがあることがわかります。

その違いをもたらす根本的な要因として、エネルギー生成の仕方の違いが関係しています。白人は日本人よりもミトコンドリアが少ない民族です。白人と対比すると、日本人はミトコンドリア系民族といえます。

寒冷地の白人は狩猟民族で、日本人は農耕民族ですが、狩猟は解糖系の世界です。獲物を狙ったら、敏捷に行動し、素早く仕留めなければなりません。そこでは瞬発力が勝負で、瞬時の決断力も求められます。迷ったり、あるいは、のろのろ、もたもたと行動したりしていては、獲物であるはずの動物に襲われるおそれも十分にあったでしょう。

一方、農耕民族は、穀類や野菜などを育てますが、それには根気強さが求められます。日本人は真面目で根気強いといわれていますが、そういうメンタリティーの形成には農耕にたずさわってきたことが影響しているでしょう。

農耕は狩猟よりも労働という性質が強く、瞬発力の解糖系の世界に生きてきた白人は農耕のような純粋な労働は苦役と考えます。一方、日本人のようなミトコンドリア系民族は、労働を神聖なものと考えます。

そのため、体温もかなり違います。日本人は平均が36・5度です。それに対し、白人は平均が37・2度で、体脂肪により体内に熱がこもる性質があります。

このほか、白人が日本人よりも背が高いのは、彼らが歴史的に子供の頃から狩りをしてきたことが影響しています。解糖系の世界は瞬発力を発揮するので、それによって骨などの分裂が刺激され、身長が伸びます。

日本人は南方系の農耕民族としての歴史が長いため、その逆で解糖系があまり刺激されない生活を続けてきたため、一般的に白人よりも背が低いのです。

前述しましたが、日本人は生真面目で根気強いという特性がありますが、それはミトコンドリア系の世界を反映しています。また、情も深いのですが、それもミトコンドリア系民族を表しているでしょう。

現代はどの国もグローバルスタンダードが求められますが、グローバルスタンダードに照らすと日本人は異質だといわれています。

しかし、それは日本人の美徳でもあります。そして、それはミトコンドリアを介して健康もかかわっています。日本人は世界一長命ですが、これもミトコンドリア系民族ゆえともいって良いでしょう。

日本人は日本人らしくということも忘れないで、大事にして生きて頂きたいものです。

ミトコンドリアに逆らうと健康を害し、病気になる

私たちの体は、解糖系とミトコンドリア系のエネルギーに従って生きることによって、健康が維持・増進し、病気が予防できます。基本的なこととして、そのような仕組みにつくられているのです。

私たちの一生は、成長期から成熟期、そして高齢期へと、エネルギー生成の仕方を「解糖系」↓「解糖系とミトコンドリアの調和」↓「ミトコンドリア系」へとシフトさせていきます。この大きな流れに沿って人は誰もが生きています。

受精した胎生期の初期はミトコンドリアが活発に働き、その後に解糖系優位になります。この受精期を始まりと考えると、私たちの一生はミトコンドリアに始まり、ミトコンドリアに終わるといえます。

それはともかく、各年代によるエネルギー生成の仕方に反した生き方をすると、私たちは健康を害し、体調を崩し、病気を発症することにもなるのです。

それでは、具体的に例を挙げて説明しましょう。

「調和」から「ミトコンドリア系」へのシフトには個人差がある

20代から60代までは、解糖系とミトコンドリア系の調和の時代です。人によって違いますが、40歳頃から解糖系は縮小しはじめ、50歳頃には相当縮小してきます。そして、60歳頃には解糖系はほぼ消失し、ミトコンドリア系が中心の世界に移っていきます。

ミトコンドリア系の世界は、瞬発力ではなく、持続力の世界です。そこでは瞬発力は低下しますが、持続力は低下せず、むしろ増していきます。

人間的に穏やかになりますが、何ごとも根気よく落ち着いて持続してできます。仕事も、テンションを高めて解糖系のエネルギーを全開にして取り組むことも減り、物事にじっくりと立ち向かうようになります。それがミトコンドリアの世界に生きているということです。

また、食事についても、50代からはミトコンドリアの世界にかなり傾いてくるので、肉や脂っこいものをあまり欲しがらなくなります。食べる量も、40代の頃よりは減ってきます。

大半の人が、「解糖系とミトコンドリア系の調和」から「ミトコンドリア系」へと、意識せずに自然にシフトしていきます。それは本能的といっても良いぐらいです。

しかし、「解糖系とミトコンドリア系の調和」から「ミトコンドリア系」へのシフトには個人差があるので、ミトコンドリア系に完全に移行する年代、年齢も人によって異なります。

50歳のときはおろか、60歳になっても、解糖系を使って、解糖系に頼った瞬発力に頼った生き方をする人がいますが、それはスムーズに「ミトコンドリア系」に移行することができないということです。そして、そのことが、健康の維持や元気、病気の発症などに関係してくるのです。

体の声を聞けないからメタボになる

40代、50代ではメタボリック症候群になる人がいます。

通称メタボは、過食や運動不足によって太り、脂質の代謝が異常になった状態です。高血圧、脂質異常症、高血糖を伴い、この状態が進むと、本格的な糖尿病になったり、心筋梗塞や脳卒中などの重大な病気の発症につながったりします。

メタボの発症も、エネルギー生成の仕方が関係しています。

年代によるエネルギー生成の変化に従って生き方を変えていけば、メタボになるわけがありません。

歳を重ねるにつれて次第に解糖系が縮小してくるので、40代はまだしも、50

代になると食べ物の好みも変わってくるし、食べる量も減ります。栄養学や食事療法に従って、意識的に変えるのではなくても、自然にそうなるものです。そうして、成熟期を乗り越え、高齢期のミトコンドリアの時代へと円満に移行していきます。

それは自然の（体の）声を聞き、それに従っていると言って良いでしょう。多くの人は、自然の声に従い、食事の好みや食べる量も変わってくるものです。それまでは肉や天ぷらが好きだったのが、蕎麦や大豆製品を好むように変わっていったりするものです。

しかし、なかには変わらない人もいて、そういう人がメタボになるわけです。

なぜ、自然の声を聞けないのでしょうか。その原因は、働きすぎによる忙しさやストレス、悩みなどです。多大なストレスと過酷な生活が、自然の声が聞けないように遮断しているのです。

そして、それらストレスを、食べることによって解消しようとします。食べると、自律神経のうち副交感神経が優位になるので、一時的にストレスから開放され、ほっとし、心が楽になります。しかも、自然の声が聞けないので、限界がわかりません。そのため、食べすぎになってしまいます。

50歳では、解糖系が縮小しているのに、食べすぎて糖を大量に摂取するから、メタボになってしまうのです。炭水化物や肉が好きで、お酒が好きな人の場合、飲み過ぎになり、そのこともメタボを促進する一因となります。人間は成長期を過ぎると、糖質を自然に減らしていくのがほんとうです。

肉や脂ものを好んで食べる習慣は、食べて満足は得られるでしょう。

しかし、そういった生活を続けると、体は息切れがするし、しんどくなります。そしてミトコンドリアが限界に近づくと、心筋梗塞などを引き起こすことになってしまいます。

突然死は心臓のミトコンドリアがやられた結果である可能性が高い

50代は働き盛りですが、そのもっとも充実した年代に心臓を壊す人がたくさんいます。狭心症や心筋梗塞を発症して、バイパス手術を受けるケースがたくさんあります。

これらはみな、解糖系が縮小しはじめている年代に、働き過ぎて解糖系を酷使しすぎた結果なのです。2章で述べましたが、ミトコンドリアは、酸素が少なくなり急にミトコンドリアが働けなくなったときも、ミトコンドリアを働かせすぎても、細胞の自死といわれるアポトーシスを起こします。

個々人で違いますが、50代になると、瞬発力や集中力、体力や記憶力などの低下を自覚する人もいます。ところが一方、若い頃と同じように体力に自信を持って、若い頃と同じように物事に集中し、力を抜かないでがんばる人もいます。自信を持っているからでしょう。

そういう人とは別に、体力の低下を感じ、「このまま若い頃と同じような仕事の仕方を続けていると、いつまでもつかわからない。きっと大きな病気を発症するだろう」と、不安を抱えながらがんばり続ける人もいるようです。

そして多くの場合、頑張り続けなければならない要因として、家族を養わなければならないという事情があります。50代は、子供の教育費がいちばんかかるときです。

人は生きていくためには収入を得なければならず、そのことから逃れられることはできません。働きすぎることの動機は収入を得るためだけではないでしょうが、50代の働き過ぎは体に危険をもたらします。ミトコンドリアが悲鳴を上げ、自死し、生命も失うことになりかねません。

食べ過ぎの解糖系の世界から出られない人は糖質制限食を

糖尿病の食事療法として、糖質の摂取を制限する方法が人気になっています。糖質をとらないと、動脈硬化が進み、心筋梗塞の発症につながるという報告もあります。

糖質制限は糖の摂取を制限するわけですから、血糖値を下げる効果がすぐれているのは当然と言えるでしょう。

糖質制限食は、とにかく食欲が抑えられないという人に適しています。そのことは、糖質制限食の効用を説き、勧めている医師に、過去に極度の肥満で糖尿病だった医師が何人かいることからもわかります。自身が実践し、血糖値が劇的に下がった体験から、最高の治療法だと信じているのでしょう。極度の肥満は、解糖系の縮小を誤った結果です。

それはともかく、確かに、糖質の摂取を制限すると、血糖値が見事に下がってきます。脂肪とたんぱく質をエネルギー源とするのですから、たくさん食べても血糖値は上がりません。ですから、食欲がどうしても抑えられない人は、糖質制限を実践すると良いでしょう。

極度の肥満の人は糖質のとり方に無理があります。精白した米やパンなどの小麦製品を好むし、しかも、それらをたくさん食べます。

それをリセットするために、一度思い切ってリセットするために糖質制限が役立ちます。薬を使用しても、ほかに何かを実践しても、血糖値がコントロールできない人や、インスリン療法を行っても血糖値があまり下がらない人も実践すると良いと思います。

糖尿病には、生活習慣病としての2型のほかに、ウイルス感染をきっかけに発症する1型があります。このタイプは、糖を分解するインスリンを分泌する膵臓の細胞が破壊されるので、インスリン注射が欠かせないとされています。

1型糖尿病のある子供さんのケースですが、インスリン注射を行っても血糖値がコントロールできないが、どうすれば良いだろうかと、親御さんから相談されました。

そこで糖質制限食を実践するように勧めたところ、わずか2週間で見事に血糖値が正常になったそうです。糖質を制限しても、必要最小限の糖は、脂肪やたんぱく質から転換する能力は子供でも大人でもそなわっています。

ミトコンドリアが働けば、何を食べてもかまわない

日本には和食、中国には中華料理、地中海沿岸は地中海料理があるように、民族や国にはそれぞれ特有の食事があります。各国の料理を調べると、健康に良い食品や料理に共通点があると考えがちです。

栄養学の分野では、その考え方に立って研究がなされてきましたが、共通点はありません。

どうしてなのでしょうか。

その謎はミトコンドリアにあります。

解糖系はエネルギー源として糖しか利用できませんが、ミトコンドリア系は効率良く代謝できて、脂肪でもたんぱく質でも糖に転換でき、脂質をたんぱく

質に転換することもできます。

ここまで述べると、もうおわかりでしょう。

ミトコンドリアには、そういう働きがあります。だから、ミトコンドリアが働いていれば、栄養のバランスを考慮する必要はありません。何を食べても栄養は足りるのです。

ただし、体のなかが温かいことが条件です。冷たい世界ではミトコンドリアの働きは抑えられるからです。

ミトコンドリアにはそういう特有の能力があるので、糖質制限食に替えても、糖が体から枯渇することはありません。最低限の糖はミトコンドリアが脂肪やたんぱく質から転換してつくられるからです。

したがって、ミトコンドリアが活性化し、働いてさえいれば、偏った食事をしても健康を維持できます。食事内容のバランスが悪くても大丈夫なのです。また、たんぱく質については、子供は体をつくるためにたんぱく質が必要で、たんぱく質の要求度が高く、だから肉を食べたがります。ミトコンドリアはたんぱく質を合成しますが、成長が早いので、体内での合成が追いつきません。そのため、食べ物からたんぱく質を摂取する必要があるのです。

ところが、大人は、すでに体ができているし、たんぱく質は体内で合成できるので、食品からたんぱく質を摂取する必要はありません。このことを知らないから、高齢者も1日に動物性たんぱくを80グラムとらなければならないなどと言うのです。

寝たきり、認知症もミトコンドリアの不活発で起こる

人口の高齢化が急速に進んでいる日本では、認知症や寝たきりが社会問題化してきました。

認知症になれば、やがて寝たきりになるし、寝たきりは脳の老化が進みます。足腰などの運動器が弱ると、それも寝たきりにつながっていきます。すなわち、年をとっても認知症にならないためには、脳と運動器が健康であることが求められます。

その2つに深くかかわっているのがミトコンドリアです。60歳以降はミトコンドリア系の世界で生きるわけですが、そのミトコンドリアがいちばん多く存在する赤筋と脳神経が使えないし、働けない状態に陥っているのが寝たきり老

人、認知症老人なのです。

つまり、認知症も寝たきりもミトコンドリア障害です。

赤筋と脳神経はミトコンドリアが多いところで、この2つは認知症や寝たきりにならない上でいちばん大事なところです。ミトコンドリアが多いことが、その重要性を表しているともいえるでしょう。

認知症や寝たきりを予防するには脳神経と赤筋のミトコンドリアを活性化すると良いのです。

高齢の人が元気に生き続けるには、ミトコンドリアをいつまで活性化し続けられるかにかかっています。運動もしないし、頭も使わないでは、赤筋、脳神経ともにミトコンドリアを活性することはできません。ミトコンドリアは、刺激があると増え、刺激がないと減るという性質があるからです。

ミトコンドリアの活性度や数は固定的ではありません。高齢期が「ミトコンドリア系」中心の世界だからといって、自動的にミトコンドリアが働くわけではないのです。脳神経や赤筋のミトコンドリアを活性化している人は、高齢になってもパワフルに活動しています。

高齢になっても解糖系が働いている人は肉や脂っぽいものを好む

60代はおろか、70代からさらに80代になっても、肉や脂っぽいものを好む人がいます。稀に90代になっても、ステーキを定期的に食べるという人もいるようです。

こういう人は、ミトコンドリア系にシフトする高齢期に入っても、ミトコンドリア系にシフトせず（シフトできず）、解糖系がまだ働いています。

解糖系を刺激し過ぎると病気を発症するリスクが高いのですが、ところがこういう人は80代になっても元気に活動しています。

60歳、70歳を過ぎても解糖系をひきずって、肉や脂ものを好んで食べる習慣がある人は、食べて満足は得られるでしょう。けれど、そういった生活を続けると、息切れがするし、しんどくなります。そして、ミトコンドリアが限界に近づくと、癌や心筋梗塞、脳梗塞などを発症するリスクをはらんでいます。

ちなみに、その以前の50代に、それよりも若いときと同じように、食事は肉や脂っぽいものばかり食べ、メタボになって、さらに本格的な糖尿病や心筋梗塞、脳梗塞を発症する人もいます。こういう人たちは、解糖系酷使の害が早く現れたわけです。

ミトコンドリアの世界は元気で長生きだが、過ぎると良くない

ミトコンドリアが活性化している人は元気です。なぜなら、低酸素・低体温の世界ではなく、有酸素のエネルギーがたくさんつくられ、消費される世界に生きているからです。その結果、活性酸素がつくられますが、その活性酸素が元気の源になり、元気をつくります。

マラソンなどの長距離ランナーやフィギュアの選手たちは、食欲はとても旺盛で、たくさん食べますが、体に無駄な肉はついていません。見るからに、躍

動的な、とても強い体をしていますが、実際、持久力は目を瞠るものがあります。

基本的なこととして、有酸素系の世界に基盤を置いた生き方が長生きをします。

しかし、解糖系が縮小してくる50代以降、60、70代になったときに、若く見えるかどうかというと、ここが難しいところです。

たとえば、10代後半からマラソンを始め、20代にかけて、あるいは30代になってからまでの長い年月、マラソン選手として有酸素運動を続けてきたらどうでしょうか。競技選手のトレーニングは、1日に20キロや30キロ、さらには40キロも走るのがめずらしくありません。

こういうスポーツ選手はミトコンドリアの世界に生きているので、現役時代は若々しく見えます。しかし、40代に差しかかるころには、実年齢よりもはるかに顔が老けてきます。それは、ミトコンドリア系を酷使し過ぎたためと考えられます。当たり前ですが、何ごとにも限度というものがあります。ミトコンドリアについても、ほどほどが良いのです。

解糖系が働くと若々しいが、慢性の痛みに苦しむこともある

70代半ばを過ぎても、肌がみずみずしく、とても若く見える女性がいます。その秘訣は、ミトコンドリア系が中心のこの年代になっても、解糖系が働いてふくよかで、肌の細胞分裂を促進させているからです。

ところが、こういう女性は、脊柱管狭窄症や狭心症などを慢性的に抱え、悩まされている傾向があります。膝がやられたりして、日常生活に支障を来し、生きづらくなります。しかし、若々しく見え、つやっぽくもあるので、とても慢性的な病気や症状を抱えているようには見えません、

解糖系が働き過ぎ、ミトコンドリアに負担をかけ、こういう病気になりやすいのです。こういう女性は、この年代になっても、肉食や脂っぽい料理を好みます。ステーキや天ぷらが好物で、毎週食べないと気がすまないという人もいます。

高齢期はミトコンドリアの世界ですが、それにふさわしい生活をしている女性よりも、若々しいのです。

ミトコンドリアの世界にふさわしい生活とは、おだやかで落ち着き、食事は

肉や脂っぽいものはあまりとらず、穀物と野菜などの植物性の食材が中心の和風の食事です。そして、有酸素運動として、歩いたりジョギングをしたりするでしょう。

これは長生きを実現する生活で、元気と健康が保たれ、病気や老化の予防にも役立ちます。ところが、見た目の若さは得られません。男性でも、70代になっても何十キロも自転車に乗ったりするような人は、顔は意外に老けている場合がめずらしくありません。

60歳以降の生き方は自分で決める

体の健康と若さが見た目の顔や肌の若さにつながるとは限らないのです。体の健康と見た目の若さのどちらかを優先させるかは、高齢期をどのように過ごしたいかということに関わってきます。

それは特に女性にとって大きな問題となるでしょう。男性は女性ほどには見た目を気にしませんが、今、高齢期に差しかかった団塊世代の人たちなどはけっこう気にするでしょう。

60歳以降の高齢期に、ミトコンドリア系の世界に忠実に生きるか、それともそれに抗して解糖系を刺激し、解糖系を使う世界に生きるか、どちらが良いでしょうか。人は欲張りなものですから、健康も元気も若さも、どれも得たいものです。

健康ならば若く見えます。元気ならば若く見えます。見え方は人のイメージなので、それを意識していくと、周囲からもよくみられ、心豊かに生きていくことができます。

このことを人生の早い段階（30代）で理解し、実践していくとより良い人生、より良い60代を迎えることができます。

選択は、常につきまといます。決断を先延ばすことで良くなること。決断を今しなければ良くないこと。この時を見極め、人生を幸せで豊かなものにして頂きたいと思います。

それではどちらを選択するか。それは生き方の問題ですから、結局、自分で決めるべきことなのです。こうすれば幸福になれる、と思えるほうを選択すれば良いでしょう。

最後に

最後まで読んで頂き、ありがとうございます。私は看護師、経営者を続けてきて、これからりゅうじん訪問看護ステーションがどうあるべきか、スタッフたちをいかに育てていくかを常に考えています。またスタッフがいてくれて初めてステーションが成り立つこと、そのスタッフたちが当社と縁ができたことに感謝が絶えません。

利用者様には、私たちのサービスを受けて頂くことで、ご自身の人生の少しの助けになれて「人の輪」ができていることに、本当にありがたいと思っています。

実は、少し前に私の時代は終わったな、と感じることがありました。新支店を作り、医師やケアマネジャーの方々と関わったことがきっかけです。仕事を第一線で活躍できるのは、20~30代の方々です。30代が実戦の中から鍛え上げられれば、40代・50代・60代・70代と次の目標を作っていけます。

30代は、まだまだ人生ではひよっこであるから、年長者に教えてもらうこともできます。この30代がいかに大切か、皆様も十分にお分かりだと思います。

看護師・理学療法士・作業療法士は、専門職であるがゆえの悩みも存在します。人は皆、自分を中心としてしか物事を考えられません。この専門職が悪く動くとき（驕るとき）自分自身も周囲も不幸になります。

素直に、真面目すぎずに、自分の幸せはなんなのかという問いをいつもして、さらに目標と信念を確立していくことを私は望みます。

そして、私を育ててくださった皆様、安保徹先生、稲盛和夫様、ジェームズ・アレンに深く感謝申し上げます。

りゅうじん訪問看護ステーション
代表取締役　漆﨑伊智代

地球出版の書籍案内

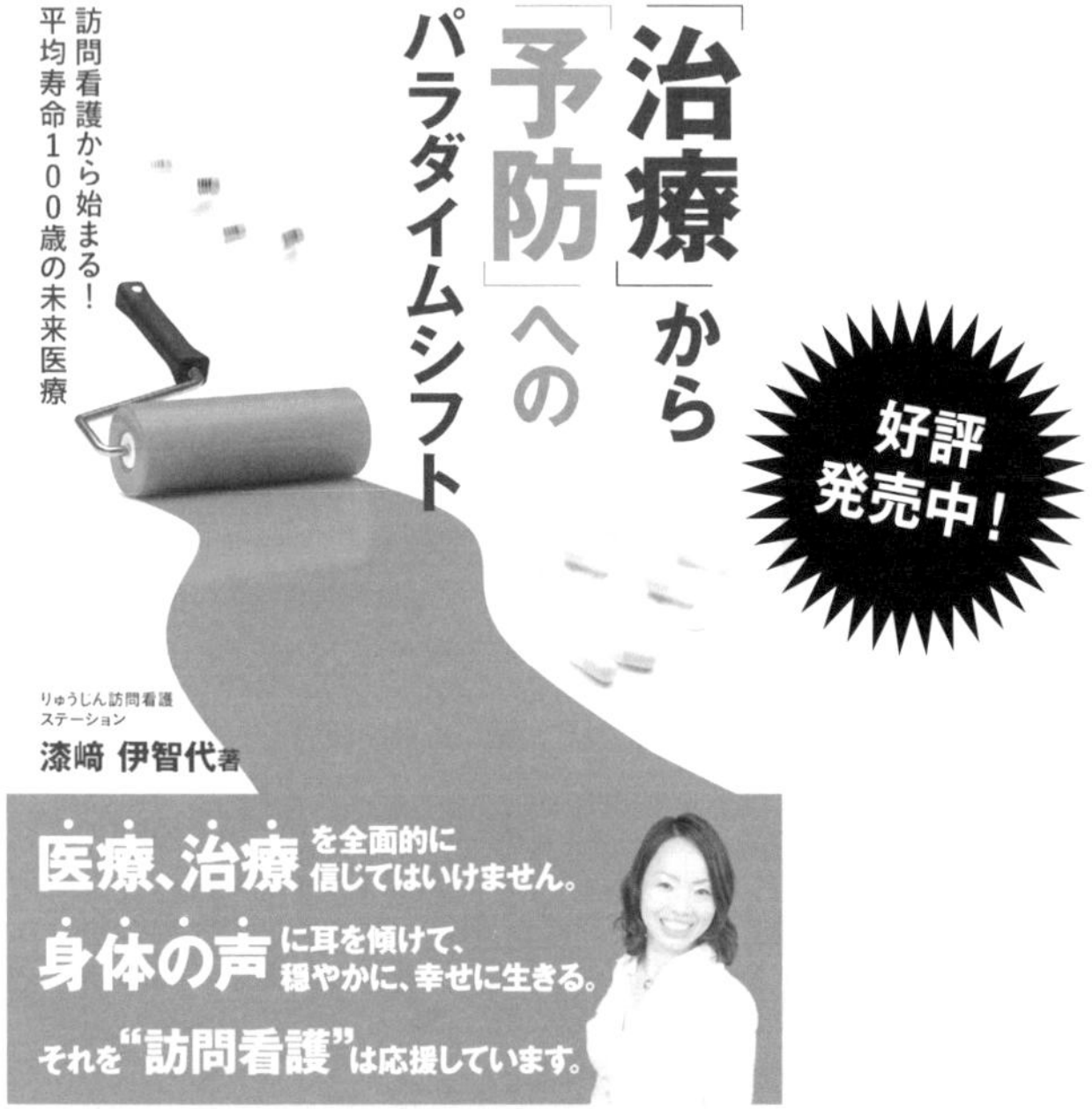

免疫学の権威・安保徹先生へのオマージュ

全国で訪問看護ステーションを経営する看護師社長が安保徹先生直伝の理論をもって、「病気になることとは？」「病気を治すこととは？」を明快に解説する。

自分の家で看護師と一緒に病気を治す。健康に寿命を全うする方法を発表します！


在宅で介護を受けている人、している人。老後、在宅での生活に不安を持っている人。在宅医療に興味を持っている看護師の人。

さまざまな方々に読んで頂きたい一冊です！

地球出版の書籍案内

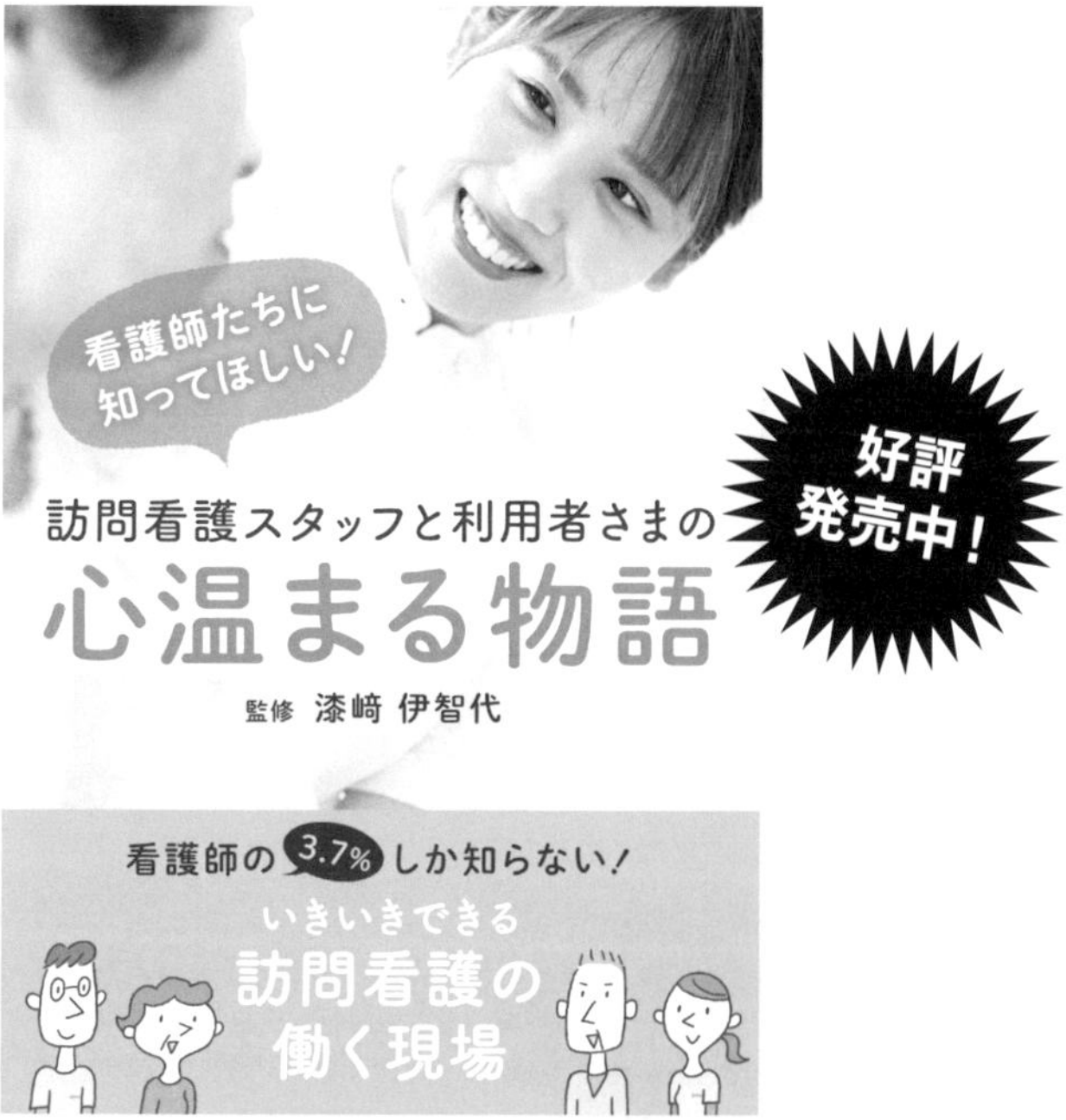

看護師たちに知って欲しい！りゅうじん訪問看護ステーションで働く看護師のエピソード集

在宅医療、在宅介護の現場で紡がれる看護師（理学療法士・作業療法士）と利用者さまとの物語。

現役看護師や看護師を目指す人たちには、在宅看護のやりがいや素晴らしさを知って頂くために、また在宅介護に不安を抱える人たちには、訪問看護がどれほど頼りになるかを知って頂くために読んで欲しい一冊です。

免疫力は心で高まる 30代編

2020年12月1日　　初版発行

著　者　　漆﨑　伊智代
発行者　　株式会社地球出版
発行所　　〒530-0021
大阪府大阪市北区浮田1-2-3
サヌカイトビル301